龙江名医
临床方证撷要

张佩青　姜德友　张福利◎主审

李富震　苏金峰◎著

U0206984

中国健康传媒集团

中国医药科技出版社

内 容 提 要

全书分上篇、下篇及附篇三部分。上篇介绍龙江医派源流及研究现状、方证研究思路等。下篇为龙江名医常用临床方证解析，选取龙江名医常用临床方证，概括为22法，进而以法统方，每法下列类方，共选取代表方86方。每个代表方从组成、用法、方证分析、原方主治、本方辨方证要点等条目进行论述。附篇收录笔者近年来针对龙江医派相关研究的代表性论文。本书可供临床专业医学生参阅，也可供广大中医爱好者参阅。

图书在版编目（CIP）数据

龙江名医临床方证撷要 / 李富震，苏金峰著 . —北京：中国医药科技出版社，2023.5

ISBN 978-7-5214-3899-4

Ⅰ.①龙⋯ Ⅱ.①李⋯ ②苏⋯ Ⅲ.①方剂—汇编 Ⅳ.①R289.2

中国版本图书馆 CIP 数据核字（2023）第 079399 号

美术编辑 陈君杞
版式设计 南博文化

出版 **中国健康传媒集团** | 中国医药科技出版社
地址 北京市海淀区文慧园北路甲 22 号
邮编 100082
电话 发行：010-62227427 邮购：010-62236938
网址 www.cmstp.com
规格 710×1000mm $^1/_{16}$
印张 8
字数 141 千字
版次 2023 年 5 月第 1 版
印次 2023 年 5 月第 1 次印刷
印刷 三河市万龙印装有限公司
经销 全国各地新华书店
书号 ISBN 978-7-5214-3899-4
定价 39.00 元

获取新书信息、投稿、为图书纠错，请扫码联系我们。

自序

中医学术流派研究是中医学继承、发展与创新的重要手段，近年来地域性中医学术流派研究已经成为业内热点。自2010年黑龙江中医药大学姜德友教授首倡龙江医派以来，笔者有幸跟随左右从事地域性中医学术流派研究，后主讲"龙江医派学术经验选讲"课程，努力讲好龙江医学故事，传播龙江医学经验，使学生跨越时空"间接师承"龙江名医前辈，再引入拙作《中医临证入门秘诀》，所载笔者学用龙江医派经验之临床脉案，以案明理，以理明案，从中训练和培养学生中医思维，受到了广大学生欢迎，笔者也因此教学相长，获益良多。

方证相应是中医学最基本的治疗模式，历代医家积累流传至今的方证资料是医家个体毕生学术思想和临床经验的有效载体。大批龙江医派名老中医将传统中医师承与现代中医教育相结合，行医风格具有鲜明寒地和黑土文化特色，临床方证成果十分可观。笔者认为，中医学术流派研究尤其应当注重老中医医术、医理、医道的承袭、发展和传播。作为黑龙江省非物质文化遗产，龙江医派后续研究应立足于整理名老中医学术经验、挖掘龙江医学精髓，在有机整合龙江医派"有形的资源"基础上，深入研究"无形的知识"，着重解决临床实际问题，做好龙江医派非物质文化遗产传承与保护。故从具体操作层面上，方证研究不失为一个重要的切入点。

有鉴于此，笔者从龙江名医临床方证入手，以求有效串联乃至整合龙江医派"有形的资源"，为深入研究龙江医派"无形的知识"奠定基础。具体而言，以20世纪30年代至今为时间断代，以黑龙江地区为地域单元，以龙江医派名老中医为"纲"，以各医家方证经验为"目"，研究名老中医方证学术成果，并特别注意对医家临床方证的精细剖析和关键知识点的凝练、总结与外化、显化，然后以方剂大法归类，初步构建龙江医派名老中医临床方证学术框架，以期为临床提供助力。

本书内容分为上篇、下篇和附篇。上篇为概论，重点阐述龙江医派、方证、龙江名医临床方证研究论要等内容。下篇为龙江名医常用临床方证解析，选取龙江名医常用临床方证成果，概括为22法，进而以法统方，每法下列类方，共选取代表方86方。每个代表方方证内容包括组成、用法、方证分析、原方主治、本方辨方证要点等条目。若有特殊概念、药物以及某些方剂出处、临床演变等内容需要探讨，则以"考辨"条目列于"本方辨方证要点"之下。附篇收录笔者近年来对龙江医派相关研究的代表性论文。总之，上篇借古鉴今，由人推己，把握龙江名医临床方证研究之时空坐标；下篇由博返约，精练龙江名医宝贵临床方证成果；附篇为笔者研究不同阶段积累撰写之代表性专题论文，可羽翼上下两篇，学者读之自知。

完成本书的前前后后，实际上是一个与龙江诸贤超越时空对话的心路历程。此间虽然有困苦劳碌，但更多的是感到龙江医学遍地珠玉，琳琅满目，经常有从中发现奇珍异宝的欢欣雀跃，时时为名医济世为民、铁肩护道的高尚情怀所感动。笔者深深感到龙江诸多名医思想和临床经验亟须我们去印证，去诠释，去继承，去发挥，书中所论不过挂一漏万，唯以拙论抛砖引玉，添龙江医学之一瓦，彰龙江诸医之英名，是我等之愿也。因涉及医家众多，研究资料浩繁，加之条件有限，时间紧迫，难以与名医本人或是门人弟子一一讨论核定，多是根据所阅资料，上承前贤，加以己意，审慎而成，限于笔者水平，个中舛误，必定不少，请业界方家不吝赐教，唯求止于至善而已，先行致谢。另外，限于篇幅，参考文献未能全部详细标注，也请相关学者谅解。

本书由中央支持地方高校改革发展资金人才培养项目（No.2021ZYYQSK001）和黑龙江省中医药科研项目（No.ZHY2020-80）资助出版，为上述研究项目的重要学术成果。书成之际，谨向曾经给予笔者宝贵指导的已故黑龙江中医药大学国医大师段富津教授、王维昌教授、谢宁教授致以深切的怀念！感谢学校、学院众多师长、领导、同事多年来对笔者的关心和帮助！感谢中国医药科技出版社团队对于本书出版前前后后的大力支持！感谢课堂、诊室认真学习的广大学生对于笔者的无声鞭策！学海无涯，踔厉奋发，勇毅前行，继续在路上！

李富震、苏金峰于哈尔滨虚盂斋

2022年11月22日

目录

上篇 概 论

一、龙江医派

（一）龙江医派源流

黑龙江省地处我国东北隅，全省纵横大、小兴安岭与东部山地，境内有松嫩平原和三江平原，松花江、嫩江等河流流淌其中，水流充沛，土壤肥沃，冬季漫长。本地区山高林密，道地药材丰富，如人参、黄柏、穿山龙、苦参、狼毒、黄芪、五味子、刺五加、党参、茯苓、芡实、菖蒲、重楼、北豆根等。黑龙江省古代虽几度兴盛繁荣，但是随着历史上几次人口自北而南的集体性迁徙，致长期发展的区域社会经济文化总是顿遭中断，后起民族不得不从落后甚至原始状态重新起步，呈现脉冲式的历史发展轨迹。清军入关时，大批黑龙江区域族众入伍，众多村屯毁灭，黑龙江重新回落至蛮荒落后的状态。自康熙至咸丰时期，历代统治者转又奉行封禁东北政策，导致黑龙江仅有土著居民、驻防军、流人、流民涉足，长期开发迟滞。直到1861年，清廷准许黑龙江区域部分地方开禁放垦，大批内地垦民涌入，本地区随即人口激增，经济活动日趋活跃。至清末，以中东铁路为媒介，黑龙江开埠通商，中外文明开始交汇，后张作霖、张学良父子主政东北，开始着眼政治、军事、教育、文化、经济、城市发展的现代化。可以说黑龙江历史虽源远流长，但古代文明多大起大落，骤兴骤亡，不能持续发展，黑龙江地区社会经济文化连续不断发展至今的时间跨度不过二三百年。二三百年来，尤其是百余年中，黑龙江政权更迭频繁，中外多民族汇聚，使得龙江民众性格构成中既有长期以来的悍直刚劲，豪放不羁，又有对外来文化的开放包容。这些都成为龙江医派孕育生长的历史、地理气候、政治、军事、教育、文化、经济以及城市发展基础。

龙江中医药学术清代之前以经验性医学与少数民族医学为主，总体水平低下。清代内地大兴"文字狱"，获罪谪戍黑龙江者甚众，大批读书世家流寓龙江，延医授学，龙江医家日益增多，并渐成学术规模。自清至20世纪40年代，黑龙江医家根据学术渊源和医学风格大致可分为六系：龙沙系、松滨系、呼兰系、汇通系、"三大山派"、宁古塔系。其中龙沙系标儒医，重医德，先学四书五经，后学医学经典等，辨证细腻，多用经方，此系医风延及嫩江、讷河、克山、望奎一带；松滨系起源巴彦，因沿松花江滨流传而得名，该系以《寿世保元》和《万病回春》为宗，讲体质，重保元，精于调养；呼兰系世人多称之"金鉴派"，以《医宗金鉴》《内经知要》《本草备要》《温病条辨》四书为基础授业，该系用药精炼，擅长时方，分布在哈尔滨、绥化、阿城、呼兰一带；汇通系以阎德润为代表，精熟西医，又研究中医，中西汇通，见解独到；"三大山派"属铃医性质，重偏方奇招而轻医理，惯用膏药，多习针灸；宁古塔系军医官较多，内地流放于此行医者亦不少，擅长治疗金疮冻伤等，活动在今宁安市一带。以上六系医家中医知识有欠系统，医学教育滞后，传承人才匮乏。

20世纪30年代，高仲山自上海学成至哈尔滨，秉承沪上先进医学教育理念，"重经典，秉师传，据家学，参西法，多实践"，组织龙江医家先后成立"哈尔滨汉医学研究会""滨江省汉医会"，并在黑龙江省各县旗设立分会，同时发行学术刊物，进行学术交流，龙江中医学术面貌焕然一新。1941年，高仲山创办"哈尔滨汉医学讲习会"，培养高水平中医500余名，为新时代黑龙江中医药教育打下了基础。当时虽无"龙江医派"之名，而龙江医派实是肇端于此。自1949年开始，高仲山等先后创建哈尔滨市中医进修学校、黑龙江省中医进修学校、牡丹江卫生学校、黑龙江省中医学校、黑龙江省祖国医药研究所（今黑龙江省中医药科学院）、黑龙江省卫生干部进修学院等中医药教学、医疗、科研机构。在此基础上于1959年创建黑龙江中医学院（今黑龙江中医药大学），汇聚全省中医界精英，龙江各地大批中医在此系统学习中医知识，逐渐形成新时代黑龙江名中医群体，龙江中医终获新生。在高仲山等先辈努力之下，龙江诸医既有龙江中医学传统六系之师承，又系统接受现代中医教育，互相撷取交融，终于蕴成了气质独特的龙江医派。该派杰出代表均学验俱丰，名扬海内外，如马骥、韩百灵、张琪、王德光、陈景河、华廷芳、高式国等。

（二）龙江医派当前研究概况

近年龙江医派第三代主要传承人姜德友等承前启后，深入挖掘研究该派名医学术思想和经验，迄今出版《龙江医派丛书》等学术专著40余部，发表论文及报道100余篇，在学界产生较大影响。2012年12月，龙江医派传承工作室入选国家中医药管理局64家流派传承工作室建设项目之一。2013年7月，龙江医派研究会正式成立，同年11月龙江医派传承工作站建设工作全面铺开，先后于台北、深圳及黑龙江省各县市建立传承基地。2014年9月，龙江医学发展史初步梳理清晰，在此基础之上，黑龙江中医药博物馆成立。2015年1月，龙江医派网站成立。龙江医派于2016年入选黑龙江省第五批省级非物质文化遗产保护名录，2020年列入《黑龙江省中医药条例》。2022年1月，龙江医派研究龙头单位——黑龙江中医药大学入选省级非物质文化遗产研究基地和教育基地。

毋庸讳言，当前研究更多关注龙江医派作为中医非物质文化遗产的"有形的资源"部分，即名医医治手段、方药使用经验、药物炮制技艺、医疗实物、档案建立等。因为龙江医派分支多、学脉杂，相关研究较为分散，缺乏有机整合。至于深入研究"有形的资源"所承载的"无形的知识"——名医先辈生命观、疾病观、养生观、治疗观、用药观、制药观等核心思想更是无从谈起，偶有研究也仅停留于一般性、概括性的描述，流于肤浅，对中医非物质文化遗产传承缺乏实质意义上的推动作用。有鉴于此，笔者从龙江名医临床方证入手，以求有效串联乃至整合龙江医派"有形的资源"，为深入研究龙江医派"无形的知识"奠定基础。

二、方证

证和方是中医重大关键科学问题的两个方面，强调方证研究，探求方药与证候的对应关系，对中医扬弃不必要的思辨，回归实证，提高临床疗效有重要意义。以下从方证理论源流、方证理论研究以及方证科学内涵研究等几个方面进行综述。

（一）方证理论源流

长沙马王堆汉墓和武威汉简出土的早期医籍已有对病、对症治疗用药的记载，但是方证思想真正肇始则是在张仲景《伤寒杂病论》，其书内容皆是"证以方名，方由证立"，方证浑然一体。仲景经方方证是方证实践的升华，奠定了中医学方证论治的基础，成为方证对应辨治体系的重要理论基石。而汉后战乱频仍，鲜有医著流传后世。20世纪发现的《辅行诀脏腑用药法要》据考证大概成书于南北朝梁代末期以后，此书保留了《桐君采药录》《汤液经法》等佚书的部分内容，或许即是仲景以及此后魏晋南北朝诸医方证学研究的重要文献渊源。至孙思邈《千金翼方》正式有"方证"之名，孙氏在书中采用"方证同条，比类相附"的方法整理《伤寒论》。自此以后，方证研究者层出不穷，有致力于仲景经方研究者，也有法于仲景，结合实际，探索时方方证者。

仲景经方研究者：明代许宏《金镜内台方议》以汤、散、丸分类，汤方下再大致分桂枝类方、麻黄类方、柴胡类方等分别论述，开《伤寒论》类方研究之先河。至清代柯琴《伤寒来苏集》则是分经类证，以方名证，六经之下分述各方证主证、变证、随证治逆，使《伤寒论》"病下系方，方证对应"论治体系更加简明。徐大椿更为深刻地提出研究经方方证"不类经而类方"，以方类证，方以类从，证随方列，重点论述各方证的病机治法，现代方证研究受此影响者最多。经过明清医家"以方类证、证从方治"的方证研究探索，使得临床经方选方用药更有针对性。

与徐大椿同时代的日本经方家吉益东洞亦十分推崇仲景方证，其重视实证，所著《类聚方》只述方证，不谈方义药理；又著《药征》一书归纳、分析、考辨大量药证，可谓是方证研究下对药证研究的延伸。日本汉方医学古方派由此而盛，其"实证亲试""重事实，学实学"的方证研究思想影响深远。此后"汉方一贯堂医学"创始人森道伯"以方名体"，将方证论治思想深化到体质辨治上。另外，自仲景以后至清末民初，中国医家除清代秦之桢《伤寒大白》、包识生《伤寒方讲义》等倡导经方合方方证研究外，多数医家对此并不热衷。真正将仲景经方方证灵活运用，数方相合扩大应用范围者，实亦自日本汉方医学古方派开始。

时方方证研究者：宋代朱肱首倡"药证"说，但其实质仍是方证。其他宋金元诸医仍遵循"药证"称谓，根据临床实际拟定许多效方，载于当时医籍如《太平圣惠方》《普济本事方》《太平惠民和剂局方》等书中，可谓时方方证的代表性研究成果。此时期无方证之名，仍行方证之实。清代叶天士善于变通运用经方，遍采诸家之长，迁移治疗温病，为变通经方、参用时方的方证研究典范。吴鞠通深研叶天士学说、病案，归纳叶氏临床经验方证，加以己意，条分缕析，而著成《温病条辨》。在一定程度上，可以说吴鞠通在继承叶天士学术成就基础上，发展了温病方证学，为研究仲景之后的医家方证经验做出示范。笔者所做龙江医派名老中医临床方证研究正是受吴鞠通研究思路的启发。

近现代诸医如舒驰远、曹颖甫、范文虎、陆渊雷、左季云、岳美中、叶橘泉、胡希恕、刘渡舟、黄煌等皆从理论和实践层面对仲景经方方证进行了有益的探索，并与日本汉方医学多有交流。如胡希恕认为六经八纲只是辨证基础、治疗准则，运用于临床远远不够，还需要进一步学习方剂的适应证，即方证。方证是六经八纲辨证的继续，亦即辨证的尖端。叶橘泉主张学习、继承方证学说，应当不拘泥于经方和时方，历代古方均应据证、据方，核定其适应证，把方与证相对稳定下来。刘渡舟则认为经方、时方同气连枝，应当"古今接轨"，以"古方"补"时方"之药力纤弱，以"时方"补"古方"之赅括不全，使经方、时方、古今接轨方在方证学中三足鼎立。

（二）方证理论研究

方证理论研究主要集中在当代。目前业内对方证相关基本概念争鸣颇多，对于方证之"方""证"的不同认识造成方证相应内涵的理解因人而异。

1.方

吕赟等主张方剂不仅包括具体药物，还包括药物剂量、比例、炮制以及剂型、煎煮服用方法、调护等内容。黄煌则强调方证所说的方，不仅指药物的特定组合，还指有明确应用指征的药物，方证之下的药症思想显而易见。朱邦贤指出，方剂是医者在经验用药的基础上，历经临床反复验证，逐渐确定而成。古代名方无不是历代医家毕生甚至数代医家临床实践的结晶，尤其是经方，更是历经接近2000年的临床锤炼，期间不断汇入后世医家新的方证认知。黄煌更直言历代方剂虽数量巨大，但真正有明确应用指征的方剂并不多，主要集中在仲景书以及唐宋方书中，后世医家方证成果迫切需要当代学者整理，以明确应用指征，古为今用，这也是笔者开展本研究的初衷。

2.证

关于方证之"证"的内涵一直是目前争鸣的焦点,笔者总结各种观点并选取代表性学者进行阐述。谢鸣等认为证是疾病阶段性病理的本质概括,具有复杂性、模糊性,难有客观标准。张文选认为证是方证中的特征性症状,是客观存在的临床事实,能够反映疾病的本质,《伤寒论》六经病"脉证并治"的"证"其实也是指"症"。衷敬柏等认为证候和证不同,证候是可测量或可观察到的患者临床外在表现,证是病机,证候由证决定,方证之"证"虽然包涵患者临床表现,但更重要的是指其背后的病机。王阶、林坚等认为证指证据,其内涵可以是西医诊断意义上的病,或是某种综合征,也可以是中医诊断学通常意义上所说的"证",或仅仅是某个症状,与临床诊断指导用药浑然一体。黄煌提出方证之"证"除包括特定症状、体征外,还包括特定疾病和患者体质,关注方剂所对应的特定疾病不仅要考虑古代病、证、症混用的医学现实,更要关注和西医学诊断意义上的较中医更为清晰的疾病概念对接;强调患者体质亦是证的重要内容之一。朱邦贤则认为证是反映机体病因、病性、病位、病势等病理要素的一组证候群,它是患者在特定疾病过程(包含疾病因子作用与机体反应两大要素)中某一病理状态的综合反映,本身即包涵对特定疾病和特定患者体质的考量,可以说是上述几种观点的综合。

3.方证相应

目前业界对方证之"证"的内涵这一关键问题尚未达成共识,导致对方证对应的关系和层次认识存在一定差异。谢鸣等认为"一方一证"高度对应的方证相应关系仅仅是理想中的,临床现实往往是"一证多方"或"一方多证",提示中医方证关系可能并不是方证相应,而是方与证之间的适配性或关联性大小,即"方证相关"。王玉川鉴于"同证异方、同方异证"的现象大量存在,因而主张"方证相对"让位于"方证相关",观点与谢氏类似,并认为方剂功能的多样性和配伍规律只有在作用于人体时才能体现,故"方证相关"关注点不是方剂单方面的作用,而是方证双方在治疗中的相互作用。张文选认为方证相应是方与特征性的能反映疾病本质的症状的对应,即是刘渡舟主张的抓"主证",所谓"主证"是"决定全局而占主导地位的证候",反映了疾病的基本规律,是最可靠的临床证据。衷敬柏等认为方证相应包括直接相应和间接相应，前者是方剂主治证候与患者临床表现的相应；后者是方剂体现的理法与患者证候表现所体现的病机相应，方证相应的关键是病机层面上的相应。王阶等认为方证相应不仅是病机的相应，更是病机之下的症状和体征的对应，提出方证相应要体现方证原则、药证原则、量证原则、合方原则和类方原则。朱邦贤则指出中医病症的层次性决定了方剂的适用范围和相关性大小，证的层次越低，内涵则越具体，证与治方的相关程度越高。就中医正病、合病、并病及主证、兼证、变证等不同层次的病症体系而言，中医方剂也有祖剂（方）、类方、衍方、复方、合方之类以应对，并指出方证相对是中医临床辨治的一种思维方式和操作方法，而方证相关则是研究方证相关性的中医学术命题，二者不属于同一层面，不可分割对立。

（三）方证科学内涵研究

方证科学内涵包括方、证、方证关联性大小以及其生物学基础等关键问题，已经成为当今中医药现代研究最活跃的领域之一，方证科学内涵研究主要集中在文献研究、临床研究、实验研究以及新方法学探索等方面。

1. 文献研究

方证文献研究主要是运用文献研究方法探索特定方证的组方特征及主治规律，结合数据统计方法，阐明方与证的对应关系。许多学者从不同角度提出方证文献研究思路，如陶御风等主张以《中医方剂大辞典》为基础，着眼于宋以前古方，借鉴循证医学追求"最佳证据"的理念，筛选古方，建立数据库，为确定方证（药症）奠定基础。宋俊生等则主张以中国知网等中医数据库检索数据为基础，以循证医学研究方法研究特定方证规律，包括药物、药量、加减用药、给药途径、合方情况、治疗疾病、临床表现等。寇俊平等则明确提出方证文献研究应当以"体质-疾病谱-主症"为基本模式。谢鸣等强调方证文献研究要注意寻求制方要素、中药性能要素、方证要素之间的关系，以揭示方证规律，并配合类方系统、单个医家临床用药规律、特定时代方剂专题研究。各中医药院所建立的方药数据库，为方证研究的快捷检索奠定了基础，如南京中医药大学建立的大型中医方剂文献数据库、上海中医药大学的中医方剂数据库等。近年来不断有研究借助已经建立的数据库平台，结合传统文献研究法，以某方、某类方、某专题为研究对象，通过对历代文献研究建立方证信息数据库，运用频次分析、关联分析、聚类分析等方法，从不同角度探求方证规律，不少还纳入研究生毕业课题进行研究。

2. 临床研究

临床研究包括系统的临床疗效观察和单个医家方证临床应用。综述主要围绕系统的临床疗效进行观察。早在1939年，叶橘泉率领团队以中医病房为平台，运用现代数理统计方法，进行经方方证临床研究，并率先开展定型方剂及小剂量的临床研究，此后国内医家开展方证研究渐多。21世纪以来，方证临床研究主要是基于临床资料，运用相关数据分析技术，针对特定病症的不同方药效用所进行的比较研究，涉及特定病症方证运用规律归纳以及安全性、有效性评价等。如王阶等以病症结合方证对应模式干预冠心病心绞痛，从循证医学角度证实病症结合方证对应模式干预冠心病心绞痛疗效的优越性，而且发现方证间契合点除和临床证候有关外，与病或某些生物学指标也有关联。证是病的某一阶段的主要矛盾，必然受到病的基本矛盾的制约，证的特性恰恰体现在具体疾病上，故有学者以病症结合、方证相应思想为指导，在特定疾病证候规范化、临床治疗方案优化方面做了有益地探索。高思华等对多地区9家医院2501例糖尿病病历数据库进行回顾性分析，发现生脉饮、六味地黄汤、四君子汤使用频数最多，而且运用关联规则发现同一证型下患者症–证关系，为探讨方–症–证提供了有益的思路，此举实际是临床化的方证文献研究。至于单个医家方证临床应用相关方证个案报道、临床经验等更是不胜枚举，不再详述。

3. 实验研究

以往方剂实验研究通常涉及效应评价和机制研究两条主线，大多选用动物模型作为研究对象，一般关注生化指标，对中医证候指标研究较少。方证相应理论尤其是"以方测证"逆向辨证思维方式为中医证候现代研究提供了新的思路，表现为研究者在方证实验研究中更加关注对中医证候或病症结合模型的选择，以中医"证"和方药要素紧密关联为思想指导，以药–方–证–效的临床经验为认识基础，以特定病症模型和特定方药为研究工具，通过对病症内涵与方药效用相互印证来探索证候生物学基础和方药作用机制。

从动物模型与方剂的对应性角度而言，当今方证实验研究共有一模一方、一模两方、一模多方、两模两方4种模式。一模一方模式多根据临床方证相应经验，通过单个方剂对证候模型干预的有效性来进行证本质研究，目前应用最多。如张杰通过右归饮治疗肾阳虚动物模型，借助蛋白质组学技术寻找差异蛋白质作为肾阳虚证的物质基础。此模式思路虽有一定合理性，但因缺少治疗方药所对应的药理学作用依据和排他性组别设计，方法学上曾受到质疑。

有鉴于此，学术界又陆续尝试其他实验模式。一模两方模式则是通过比较两作用相似（或相反）方剂对同一动物证候模型的治疗作用，评价方剂的相似性（或相反性）以及模型证候属性，证实方证相应。如吕圭源等以附子汤、麻黄碱、盐三因素复合制备肝阳上亢型高血压大鼠模型，分别给予天麻钩藤方、羚角降压方治疗，结果发现二方均可平肝潜阳，改善高血压症状，对肝阳上亢型高血压具有一定的方证相应性。一模多方模式即给予同一模型多种类型治疗方剂，从中选择与该证型相应的最佳方剂，亦可"以方测证"，确定所制备模型的中医证型。如孙明瑜、刘平等通过比较茵陈蒿汤、茵陈五苓汤、栀子柏皮汤对二甲基亚硝胺诱导的大鼠肝纤维化模型的治疗效应，证明此法制备的大鼠肝纤维化模型病机以"湿（瘀）热内蕴"为主，且"湿（瘀）热并重"，与茵陈蒿汤方证高度相关。两模两方模式即制备两种相反证型，分别给予相应两种方剂交叉治疗，证实方证相应。如李冀等以氢氧化钠和辣椒水、乙醇分别作为寒热因素，结合腹腔注射和水浸应激两种方法，分别制备大鼠胃溃疡寒热证，分别交叉给予大黄黄连泻心汤、理中丸治疗，结果发现以上二方分别对胃溃疡寒证、热证均有治疗作用，也证实了"病证结合"的胃溃疡寒证、热证模型复制成功。

当然亦有多种实验模式的综合运用研究，如施红等以增液汤、生脉散、肾气丸分别干预腹腔注射链脲佐菌素所制备的糖尿病Ⅰ、Ⅱ、Ⅲ期大鼠模型，结果发现肾气丸对Ⅰ期干预效果优于其他各组，生脉散对Ⅱ期干预效果显著，增液汤对Ⅲ期干预优于其他药物干预组，证明上法制备的糖尿病模型Ⅰ期偏于阴阳两虚，Ⅱ期偏于气阴两虚，Ⅲ期偏于阴虚。此实验实际上是多模一方和一模多方的综合。蔡宝昌等亦指出，现在方证实验研究一模一方、一模两方、一模多方、两模两方模式应用较多，为更好体现中医辨证论治特色，未来更多方证实验研究当向两模一方及两模多方模式靠拢。

4.新方法学探索

由于方证关系的复杂性，除在专题数据库基础上，采用多种数据统计方法进行方证研究外，引入其他学科思路和方法进行多学科交叉研究正在成为方证研究领域的新趋势。同时，方证生物学基础涉及到整体、系统、器官、组织、细胞及分子等不同生物学层面，方药则又涉及药味、部位/组分、成分等不同物质层面。因此，对方证关联效应的研究则可能因目标不同而有药理作用谱和化学指纹谱的不同方向上的侧重。

包巨太等利用数学状态空间理论建立了阴阳球-八纲三级结构系统模型，通过数学语言对《伤寒论》方证规律进行客观、量化描述，为中医量化研究开辟了新途径。潘大为将分析复杂大系统的有效数学方法——层次分析法（AHP）引入中医方证研究，将涉及众多复杂因素的方证决策问题转化为量化、系统的数学运算问题，为解决方证耦合复杂问题的新尝试。蒋永光等运用贝叶斯方法研究方证，可区分不同症状或症状组团在证判定中的不同权重，亦能体现主证、兼证、变证、夹杂证彼此的层次性，更符合中医临床思维的特点。郁祥则以既往临床研究文献为基础，运用华罗庚所推广的"优选法"中的"黄金分割法"来筛选单个古方的应用指征，既可检验古人方剂用药及所述应用指征的可靠程度，也可反映现今医家对古方的应用状况。郭超峰等提出引入基于案例推理方法构建方证相应证治体系，以案例作为知识表示的基本单元，最大限度地保持了中医临床方证相应思维模式。高月等运用基因组学、蛋白质组学和代谢组学技术，从机体应答的多个层面（基因、蛋白质、代谢物）考察和揭示四物汤治疗不同因素所致血虚证的生物学基础，并运用计算生物学技术进行分析，如基于博弈论的复方组合成分药效评价、基于粗糙集理论的多水平药效评价、基于分子网络的组合靶点药效评价、基于定性因果推理的综合药效评价数学模型等，该研究集中反映了方证研究领域中多角度综合运用多种技术的新趋势。

综观方证研究现状，有以下问题与思考：

其一，方证理论研究的争论对方证科学内涵研究多有影响。方证之"证"的内涵目前学界仍未达成共识，进一步影响了方证相应的内涵认同。

由此导致基于"以方测证"理念的证候模型建立方法、所建立特定证候模型的效用均有待进一步评价。而且人体疾病是在机体、饮食、情志等多种因素影响下发生的，方证实验研究的动物证候模型病理改变是按严格的某个或某几个干预因素制备而成，二者相差甚远，在此种"证"基础上探寻的单个或几个有限的实验室指标自然难以反映人体疾病的复杂性。这就要求对方证之"证"进行跨病种、全方位研究，探寻确切的生物学指标。在此基础上，评价方证相应程度、探寻方剂有效作用的生物学基础才有较大的指导意义。

其二，方证文献研究面临文献搜集不全、资料处理不规范、适宜分析方法的选择等问题。中国古代方证文献记录简略，如果不考虑文献实际情况，不结合中医学自身特点，单纯进行现代统计分析容易造成有效信息丢失，统计中数据"湮没"或相应权重未能确切反映真实方证数据的风险也会加大。故方证文献研究引入现代统计学方法，虽有引入循证医学思想的进步体现，但也会造成相当多的方证数据丢失或扭曲，进行真正有中医特色的统计学基础上的方证文献研究迫在眉睫。

其三，方证研究的根本出路在于遵循中医自身学术规律的临床方证研究。原生态的方证不是源于理论的推导，也不是实验研究得出的动物实验数据，而是历代医家在漫长的临床实践中总结出来的。方证来源于长期、反复的临床经验事实，反映了药物与疾病之间的必然联系。临床研究已然证明，防病治病最为有效的法宝还是历代医家临床检验、反复锤炼的古代名方。而盲目照搬西医临床研究模式进行方证研究，除存在排他性组别设计受到伦理学限制外，还存在证候涵义模糊、辨识的"简单证"不能确切反映临床真实状况、患者样本不均衡、疗效评价标准不统一等问题。

因此，笔者认为方证研究要尊重中医药自身的学术规律，立足于临床，结合方证文献，对历代医家疗效确切的方剂进行疗效评估，结合现代临床变化和具体疾病病种"锤炼"方药，核定用药指征，进而延伸，运用现代科学语言诠释疗效机制，此种研究方式更具可行性和可操作性，也更符合中医"理法方药，一以贯之"的思维方式。方证临床研究做到实处，方能真正为从整体-系统-器官-组织-分子各个层面及其相互联系的角度来阐释方证科学内涵打下坚实基础。

三、龙江名医临床方证研究思路

（一）研究构想

作为中医非物质文化遗产，龙江医派后续研究应立足于整理名老中医学术经验、挖掘龙江医学精髓，在有机整合龙江医派"有形的资源"基础上，深入研究"无形的知识"，着重解决临床实际问题，做好龙江医派非物质文化遗产传承与保护。具体操作层面上，方证研究不失为一个重要的切入点。方证对应是中医学最基本的治疗模式，历代医家积累流传至今的方证资料是医家个体毕生学术思想和临床经验的有效载体。如上所述，古今医家方证研究多以仲景经方为主，其实除仲景经方以外，历代医家方证研究还有着大片有待开垦的学术荒野。不仅仲景学说存在方证，历代医家皆有方证；不仅古代医家方证经验值得研究，近现代名老中医方证成果亦不可多得。而单个医家临床经验虽可体现特色和疗效优势，但无法体现共性，形成理论以便研究和推广；系统开展医家群体方证研究，则既可兼顾具体医家经验对临证的直接指导作用，又可实现医家学术思想和临床经验的再整理与深加工。

正是基于此种认识，笔者提出龙江医派名老中医临床方证研究构想，以20世纪30年代至今为时间断代，以黑龙江地区为地域单元，以龙江医派名老中医为"纲"，以各医家方证经验为"目"，研究名老中医方证资料，并特别注意对医家临床方证的精细剖析和关键知识点的凝练、总结与外化、显化，以期初步构建龙江医派名老中医临床方证学术框架，使过去模糊、零散的众多龙江医家方证经验能够归纳成经方方证那样明确而有规律，从而指导临床；并以此为基础，归纳龙江医家方证学术特色，丰富龙江医派学术思想内涵，有机整合龙江医派非遗"有形的资源"，并借此沟通龙江医派非遗"无形的知识"，为后续深入研究奠定基础。

（二）相关概念的界定

1.龙江医派

龙江医派以黑龙江地域得名，指20世纪30年代以来，在黑龙江特殊的历史、文化、地理气候等诸多因素的影响下，所形成的既有传统中医师承，又经现代中医教育洗礼，行医风格有鲜明寒地和黑土文化特色的医家群体。

自清代至20世纪40年代，黑龙江医家分为龙沙系、松滨系、呼兰系、汇通系、"三大山派"、宁古塔系，但各系医家中医知识有欠系统，各承家技，缺乏交流研讨，后继人才匮乏。后在高仲山任会长的滨江省汉医会（前身为哈尔滨汉医学研究会）及其所创办的哈尔滨汉医讲习会引领培养下，龙江中医陆续汇聚交流，中医整体水平明显提高。因20世纪30年代以来高仲山先生等引入沪上先进医学教育、研究理念并付诸实践后，龙江医派方才实现实质性勃兴，故本研究时间断代亦自20世纪30年代开始。1949年后，高仲山等更加倾力兴办龙江中医药教育，龙江中医队伍更加发展壮大。在高仲山等先辈努力之下，龙江中医既有龙江中医学传统六系之师承，又接受系统现代中医教育，互相撷取交融，终于蕴成了医学学说思想独特、行医风格特殊的龙江医家群体，即龙江医派。在2010年以前，龙江医家群体并无"龙江医派"之名，而有龙江医派之实。至2010年，姜德友教授首倡"龙江医派"，系统研究龙江中医药学术传承和保护，"龙江医派"之名、之实开始广为人知。

2. 名老中医

名老中医指善于将中医学基本理论、前人经验与当今临床实践有机结合，能够有效解决临床疑难问题的具有崇高学术声望和患者信任度的中医医家，是中医临床和科技水平的优秀代表。名老中医鲜活的学术思想和临证经验是中医药学术特点、理论特质的集中体现，是中医药传承发扬的主轴，也是中医药创新发展的源泉。

"龙江名医"即龙江医派名老中医，指1990年国家中医药管理局评定的第一批全国老中医药专家学术经验继承工作临床指导老师、一至四届国医大师以及董建华主编《中国现代名中医医案精华》和夏洪生主编《北方医话》所载医家中属黑龙江省籍医家以及徐阳孙和赵鹏主编《北疆名医》、柯利民主编《老中医医案选》、李国清和徐阳孙主编《龙江医话医论集》、姜德友和常存库主编《龙江医派丛书》所载的龙江医家。另外，部分龙江医家虽不在上述龙江医派名老中医之列，但经调研确有真才实学者，笔者亦酌情纳入研究。共计200余人。

3.临床方证

方证是指某方与某一特定证候间所存在的直接对应的主治关系，它是医家个体在某药、某方主治某病症的长期临床探索过程中，历经反复实践、验证而逐渐形成的。典型方证的构成要素包括方剂和证候两方面，其中方剂包括组成药物及其炮制、剂量、用法；证候指在特定疾病过程中，基于疾病因子和患者体质作用下的反应疾病基本病理状态的临床影像，为某一特定证候群，不是单一的某个症状。

具体方证被发现之后，能够一直为历代医家所应用，不会随着时代变化而变化，依据当时对方证的描述，现代临床仍然可以参照古人经验找到比较明确的方剂应用指征，从而进行有效临床治疗。当然具体方证发现后，随着后世医家的不断实践，方证的治疗范围和应用指征也在不断拓展。故本研究对龙江名医关于古代名方的拓展应用也纳入研究。

需要强调的是，本研究主要针对龙江名医临床方证，即龙江医派名老中医在临床实践中总结出的治疗特定病症的有效临床经验方以及对广泛流传的古代经方、时方进行的拓展应用。

（三）龙江名医方证资料整理

1.龙江名医方证资料的收集

全面、具体的龙江名医方证资料是研究的基础。方证资料具体包括医家著作、论文、手稿、笔记、音像以及其他方证资料。在上述工作基础上，登录中国知网数据库（CNKI），以每个龙江名医姓名作为检索主题词（如"张琪"）检索论文，再以医家工作单位作为检索词（如"黑龙江祖国医药研究所"）进行二次检索，年限期间为1950年至今，从所得医家论文中全面收集临床方证相关资料。为避免资料遗漏，本研究一律实行跨库检索；对于重点研究、存在疑问或有必要进一步确认的文献，本研究一律以手工检索辅助实现最后确定。

2.方剂筛选

方证研究的着力点在于方剂，龙江名医临床方证所涉及方剂包括古方（即仲景经方和后世时方）和临床经验方（即医家自拟临床经验方）。故首先需要整理、归纳所收集的方证资料；根据方证资料实际情况，制定方剂纳入和排除标准以及其他标准，筛选出龙江名医运用独到、疗效确切的临床经验方及古方拓展运用的方证成果，分别建立临床经验方、古方拓展运用数据库，利用统计学软件SPSS 22.0进行数据统计与分析，采用频数统计法得出龙江名医临床方证资料一般情况的规律，进而有针对性选取医家研究较为集中，治疗法则、药物配伍、用药方法更为特殊，医家明确说明应用多年疗效显著的临床经验方或古方拓展运用成果进行方证分析。

3.方证研究标准

（1）方剂纳入标准

其一，以龙江名医个人亲自著述中所载方证成果为主，门人整理资料作为补充和佐证。

其二，古方拓展运用确有新意，原方主药具备，古方加减仅为兼顾具体病症的次要矛盾，加减药味数不超过原方的2/3，没有影响原方的主要作用，或加减药味数虽超过原方的2/3，但是仅为加强原方主要作用之药力者，按照医家对古方的拓展运用纳入。否则，按医家临床经验方纳入。

其三，虽名为某古方加减，但方剂立意独特，组合精妙，主要作用较之古方已经发生变化，能突出反映医家独特学术思想、医学认识或用药特色者，或医家个人着墨较多、较其他方剂更为称许者，按医家临床经验方纳入。

其四，医家明确说明某方为自拟临床经验方，或某药物群临证屡用，经反复实践得出，疗效良好，或治疗病症特殊，或治疗法则独特，或药味配伍精奇，或用药方法巧妙，但未明确总结、拟定方名，则由研究者根据医家方证资料总结出相应方证，并加以方剂命名，按医家临床经验方纳入。

其五，虽然医家身份不符合上述"龙江名医"，但为龙江名医十分称道的龙江医家，或经笔者调研确有真才实学的龙江医家，其涉及的方证成果按照上述"其一"至"其四"标准执行。

（2）方证排除标准

其一，不属于"龙江名医"的方证成果。

其二，方剂主治描述笼统不清者。

其三，含有荒诞或不能确考药物者。

其四，没有明确说明方剂全部药物组成或缺少用量者。

其五，原文有明显错误者。

其六，古方运用或临床经验方的治疗法则、药物加减、用药方法为业内常见者。

（3）方剂命名标准

为便于研究医家未命名方名的医家临床经验方，本研究根据以下标准命名。

其一，若医家明确组方大法，则以组方大法命名为"某某方"，如张琪所拟补肾益气养阴清热方。

其二，若仅于经方或时方之上增加（或加减）药味，则命名为"加味（或加减）某某方"，如段富津所拟加味麻杏薏甘汤。

其三，若方剂选用药物甚有特点，则酌用药物命名，如钟育衡所拟石硫黄方。

其四，以上3条优先使用权重依次降低，若不符合以上3条，则以方剂主治病症命名，如华廷芳所拟红斑狼疮方。

其五，根据以上标准命名时，可对具体方剂剂型或给药途径予以考虑，如袁文彬所拟加盐外洗方。

其六，若根据以上标准造成2个以上方剂命名相同，则加姓氏予以区分，如汪秀峰和孙秉桓均自拟临床经验方头痛方，则以汪氏头痛方和孙氏头痛方予以区分。

（4）统一方剂主治病症名标准

由于老中医知识背景、个人习惯等的差异，导致方证研究中往往出现不同方剂主治病症交叉、中西医病症名混杂的情况，为便于研究，本研究根据以下标准统一方剂主治病症名。

其一，方剂主治病症名尽量按照国家卫生健康委员会"十三五"规划教材（第9版）《内科学》《外科学》《妇产科学》《儿科学》《眼科学》《耳鼻咽喉头颈外科学》《皮肤性病学》《传染病学》《诊断学》和国家卫生健康委员会"十三五"规划教材（第8版）《神经病学》统一采用西医病症名。若医家原方主治所述为中医病症名，则根据以上教材相应转换为西医病症名；若医家原方主治所述虽为西医病症名，但有欠规范，则根据以上教材予以规范。

其二，若医家原方主治所述虽为中医病症名，但进行中医病症名到西医病症名的转换有扩大或缩小相应方剂主治范围风险者，均不做改动。

其三，若医家原方主治所述中医病症名不做改动，但有欠规范，按照全国中医药行业高等教育"十四五"规划教材《中医内科学》《中医外科学》《中医妇科学》《中医儿科学》《中医眼科学》《中医耳鼻咽喉科学》《中医诊断学》予以规范。

（5）统一药名标准

由于老中医知识背景、个人习惯等的差异，方剂所用药物繁多，炮制规定多样，导致方证资料往往出现同一药物、多个药名的情况，为便于研究，本研究根据以下标准统一药名。

其一，尽量按照全国中医药行业高等教育"十四五"规划教材《中药学》将医家所用药物别名统一改为业界通用药名。

其二，凡改动药名有违背医家原意或原方药物炮制规定风险者，均不做改动。

其三，若方药并没有标明生用、炙用，则方剂组成保持原貌，方证分析中按方义添加生、炙。

（四）方证数据一般情况统计分析

本研究方证数据一般情况具体指龙江名医古方拓展运用和临床经验方各地区分布、不同方剂出处的古方拓展运用和不同主治病症的临床经验方整体分布。本研究对上述内容进行数据统计与分析，梳理龙江医家方证实践规律，探索龙江医家方证学术渊源，并对黑龙江省各地区名老中医资源进行摸底调查，为后续研究奠定基础。

1.古方拓展运用一般情况

（1）龙江名医古方拓展运用各地区分布规律

本研究全面搜集整理龙江名医共230人的古方拓展运用且疗效显著的临床方证内容，归纳得出古方拓展运用总频次为255方次，涉及黑龙江省哈尔滨、齐齐哈尔、黑河、牡丹江、鸡西、大庆、鹤岗、绥化、双鸭山、佳木斯、伊春、七台河等12个地区龙江名医共87名。古方拓展运用各地区频次和频率整体分布见表1。

表1 龙江名医古方拓展运用各地区频次和频率整体分布

地区	频次（方次）	累计频次	频率（%）	累计频率（%）
哈尔滨	166	166	65.1	65.1
齐齐哈尔	26	192	10.2	75.3
黑河	14	206	5.5	80.8
牡丹江	11	217	4.3	85.1
鸡西	11	228	4.3	89.4
大庆	8	236	3.1	92.5
鹤岗	6	242	2.4	94.9
绥化	4	246	1.6	96.5
双鸭山	4	250	1.6	98.0
佳木斯	3	253	1.2	99.2
伊春	1	254	0.4	99.6
七台河	1	255	0.4	100.0

下图为龙江名医古方拓展运用各地区频次整体分布柱状图，由此可以直观看出各地区龙江名医古方拓展运用频次所占比例，见图1。

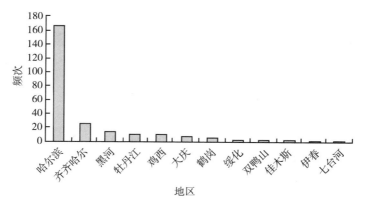

图1 龙江医派名老中医古方拓展运用各地区频次整体分布

由表1和图1可看出，各地区龙江名医古方拓展运用频次和频率由高到低排列，哈尔滨地区医家古方拓展运用频次和频率最高，为166方次，占65.1%。其后依次为齐齐哈尔地区医家26方次，占10.2%；黑河地区医家14

方次，占5.5%；牡丹江和鸡西地区医家均为11方次，各占4.3%；大庆地区医家8方次，占3.1%；鹤岗地区医家6方次，占2.4%；绥化和双鸭山地区医家均为4方次，各占1.6%；佳木斯地区医家3方次，占1.2%；伊春和七台河地区医家均为1方次，各占0.4%。

（2）不同方剂出处的古方拓展运用整体分布规律

上述医家拓展运用的古方按照方剂出处划分为11类，分别为经方、温病方、《医宗金鉴》方、《太平惠民和剂局方》（以下简称《局方》）方、晋唐方、宋金元方、明清方、李东垣方、傅青主方、王清任方、张锡纯方。需要说明的是，本研究在龙江名医古方拓展运用部分数据预统计过程中，发现龙江医家拓展应用的古方除经方外，以《医宗金鉴》方、傅青主方、王清任方、张锡纯方、温病方较多，故在划分方剂出处时，将以上5方单列于明清方之外，以实现古方出处数据统计具体化。同理，本研究亦将《局方》方、李东垣方单列于宋金元方之外。上述11类古方在龙江名医古方拓展运用中的频次和频率整体分布见表2。

表2　不同方剂出处的古方拓展运用频次和频率整体分布

古方类型	频次（方次）	累计频次	频率（%）	累计频率（%）
经方	67	67	26.3	26.3
王清任方	31	98	12.2	38.4
明清方	25	123	9.8	48.2
《医宗金鉴》方	24	147	9.4	57.6
宋金元方	23	170	9.0	66.7
李东垣方	22	192	8.6	75.3
温病方	20	212	7.8	83.1
《局方》方	17	229	6.7	89.8
傅青主方	10	239	3.9	93.7
晋唐方	9	248	3.5	97.3
张锡纯方	7	255	2.7	100.0

下图为不同方剂出处的古方拓展运用频次整体分布柱状图，由此可以直观看出不同方剂出处的古方拓展运用频次所占比例，见图2。

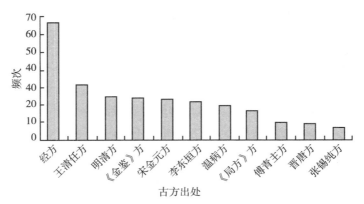

图2　不同方剂出处的古方拓展运用频次整体分布

由表2和图2可看出，上述11类古方按照龙江名医拓展运用的频次和频率由高到低排列，经方拓展运用频次最高，为67方次，占26.3%。其后依次为王清任方31方次，占12.2%；明清方25方次，占9.8%；《医宗金鉴》方24方次，占9.4%；宋金元方23方次，占9.0%；李东垣方22方次，占8.6%；温病方20方次，占7.8%；《局方》方17方次，占6.7%；傅青主方10方次，占3.9%；晋唐方9方次，占3.5%；张锡纯方7方次，占2.7%。

2.临床经验方一般情况

（1）龙江名医临床经验方各地区分布规律

本研究整理龙江名医临床经验方254个，涉及黑龙江省哈尔滨、齐齐哈尔、绥化、黑河、牡丹江、大庆、佳木斯、伊春等8个地区龙江名医共76名。黑龙江省上述8个地区龙江名医临床经验方频次和频率整体分布见表3。

表3　龙江名医临床经验方各地区频次和频率整体分布

地区	频次（方次）	累计频次	频率（%）	累计频率（%）
哈尔滨	176	176	69.3	69.3
齐齐哈尔	35	211	13.8	83.1
绥化	14	225	5.5	88.6
黑河	11	236	4.3	92.9
牡丹江	9	245	3.5	96.5
大庆	5	250	2.0	98.4
佳木斯	3	253	1.2	99.6
伊春	1	254	0.4	100.0

下图为龙江名医临床经验方各地区频次整体分布柱状图，由此可以直观看出各地区龙江名医临床经验方数量所占比例，见图3。

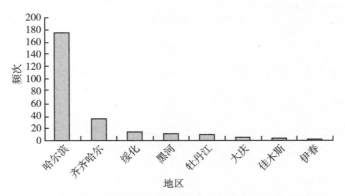

图3 龙江医派名老中医临床经验方各地区频次整体分布

由表3和图3可看出，黑龙江省上述8个地区名老中医临床经验方的频次和频率由高到低排列，哈尔滨地区医家临床经验方最多，为176方次，占69.3%。其后依次为齐齐哈尔地区医家35方次，占13.8%；绥化地区医家14方次，占5.5%；黑河地区医家为11方次，占4.3%；牡丹江地区医家9方次，占3.5%；大庆地区医家5方次，占2.0%；佳木斯地区医家3方次，占1.2%；伊春地区医家1方次，占0.4%。

（2）不同主治病证的临床经验方整体分布规律

上述医家临床经验方主治病证涉及中风及中风后遗症、癫痫、胃肠病、肝病、泌尿生殖系统病症、循环系统病症、代谢异常病症、结石、疮疡皮肤性病、结核病、甲状腺病、月经病、妊娠产后妇人杂病、血证、痹证、外感发热、咳喘、外伤、耳鼻咽喉眼科病症、头痛、其他等21类。本研究在医家临床经验方主治病症数据的预统计过程中，发现主治结石病临床经验方较多，故虽然结石病与泌尿生殖系统病症有交叉，仍然将结石病单列，以实现不同主治病证的临床经验方数据统计具体化。同理，中风及中风后遗症、癫痫、头痛均单列。本处所列泌尿生殖系统病症包括各种类型肾小球肾炎、肾病综合征、肾衰竭、尿路感染、前列腺病、男性性功能障碍、男性不育症；循环系统病症包括各种类型心脏病、高血压；代谢异常病症包括高脂血症、糖尿病；咳喘指内伤所致咳喘；头痛指各类原发性头痛。本研究不同主治病证的临床经验方频次和频率整体分布见表4。

表4 不同主治病证的临床经验方频次和频率整体分布

主治病证	频次（方次）	累计频次	频率（%）	累计频率（%）
疮疡皮肤性病	41	41	16.1	16.1
泌尿生殖系统病症	37	78	14.6	30.7
月经病	21	99	8.3	39.0
痹证	17	116	6.7	45.7
其他	17	133	6.7	52.4
妊娠产后妇人杂病	14	147	5.5	57.9
胃肠病	12	159	4.7	62.6
咳喘	11	170	4.3	66.9
中风及中风后遗症	9	179	3.5	70.5
肝病	9	188	3.5	74.0
耳鼻咽喉眼科病症	8	196	3.1	77.2
循环系统病症	7	203	2.8	79.9
甲状腺病	7	210	2.8	82.7
血证	7	217	2.8	85.4
结核病	6	223	2.4	87.8
结石	6	229	2.4	90.2
外伤	6	235	2.4	92.5
外感发热	5	240	2.0	94.5
癫痫	5	245	2.0	96.5
头痛	5	250	2.0	98.4
代谢异常病症	4	254	1.6	100.0

下图为不同主治病证的临床经验方频次整体分布柱状图，由此可以直观看出不同主治病证的龙江名医临床经验方数量所占比例，见图4。

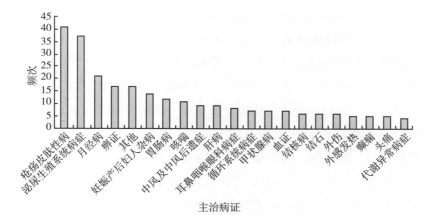

图4 不同主治病证的临床经验方频次整体分布

由表4和图4可看出，不同主治病证的临床经验方频次和频率由高到低排列，疮疡皮肤性病主治方最多，为41方次，占16.1%。其后依次为泌尿生殖系统病症主治方为37方次，占14.6%；月经病主治方为21方次，占8.3%；痹症和其他病症主治方均为17方次，各占6.7%；妊娠产后妇人杂病主治方为14方次，占5.5%；胃肠病主治方为12方次，占4.7%；咳喘主治方为11方次，占4.3%；中风及中风后遗症和肝病主治方均为9方次，各占3.5%；耳鼻咽喉眼科病症主治方为8方次，占3.1%；循环系统病症、甲状腺病、血证均为7方次，各占2.8%；结核病、结石、外伤主治方均为6方次，各占2.4%；外感发热、癫痫、头痛主治方均为5方次，各占2.0%；代谢异常病症主治方为4方次，占1.6%。

3.结果分析

从上述表1至表4可以看出，哈尔滨、齐齐哈尔、黑河、牡丹江地区名老中医在古方拓展运用和自拟临床经验各方面的临床实践均相对较多，推测以上地区中医整体水平可能相对较强。其中哈尔滨地区古方拓展运用和临床经验方实践方面的贡献均占黑龙江全省的60%以上，考虑到黑龙江中医药大学、黑龙江省中医药科学院、哈尔滨市中医院等多所中医医疗、科研、教学单位均在哈尔滨，大型西医院如哈尔滨医科大学附属医院、黑龙江省医院以及周边所属尚志、延寿、巴彦等县中医院均有学验俱丰的名老中医，客观上造成哈尔滨地区名老中医资源最多，中医实力最强。故后续研究重点考虑以上地区名老中医的方证成果。

　　疮疡皮肤性病和泌尿生殖系统病症、其他、妊娠产后妇人杂病均为多种病证的集合，虽然统计显示主治以上病证的医家临床经验方频次和频率较高，但意义不大。除此之外，主治月经病、痹证、胃肠病、咳喘、中风、肝病的医家临床经验方频次和频率较高，故有理由推测，黑龙江民众月经病、痹证、胃肠病、咳喘、中风、肝病可能多发，后续研究应当重点针对上述多发病证临床主治方。

　　经数据统计后发现，经方最为龙江医家常用，而王清任方、《医宗金鉴》方、李东垣方、温病方、《局方》方拓展运用频次紧随其后，亦在常用之列。宋金元方和明清方均为相应时期多种出处的古方集合，二者数量虽偏多，但意义不大。考众多龙江名医医家传记中多提及研习张仲景《伤寒论》和《金匮要略》、李东垣《脾胃论》、王清任《医林改错》以及明清温病著作，且许多医家能熟练背诵《医宗金鉴》，故有理由推测，龙江名医方证学术渊源主要以张仲景、王清任、李东垣、温病学著作为主，而《医宗金鉴》则为医家常用医学参考书。

下篇　龙江名医常用临床方证解析

本篇选取龙江名医常用临床方证，概括为22法，进而以法统方，每法下列类方，共选取代表方86方。每个代表方分析内容主要包括组成、用法、方证分析、原方主治、本方辨方证要点等条目。若有特殊加减法则以"加减法"条目附于组成之下；若为汤剂，且无特殊用法，则不再另列用法；若有特殊概念、药物以及某些方剂出处、临床演变等内容需要探讨，则以"考辨"条目列于"本方辨方证要点"之下，初步构建龙江名医常用临床方证学术框架。

一、辛透疏通法类方

辛透疏通法指以麻黄、羌活、独活、荆芥、防风、紫苏叶等辛温解表药或金银花、连翘、薄荷、蝉蜕、柴胡等辛凉解表药，配合枳壳、杏仁、桔梗、川芎、红花、乳香、没药、姜黄、海桐皮等理气活血药为主组方，具有疏风透邪、通调气血的作用，用以治疗风邪犯表，兼有寒、热、湿邪为病，气血失和所致感冒发热、某些皮肤病或痹证。代表方有连败丸、加味麻杏薏甘汤、透邪散结汤、加盐外洗方。

（一）连败丸（辛散发越解郁法）

组成： 连翘1000g　金银花500g　独活500g　前胡500g　柴胡500g　枳壳500g　桔梗500g　羌活120g　川芎500g　茯苓500g　甘草250g

用法： 上药共为细末，炼蜜为丸，每丸重15g。每次1丸，日服3次，白开水送下。

方证分析： 本方出自《龙江医派丛书·白郡符中医皮肤病学术经验集》，书中载为黑龙江中医药大学附属一院协定处方。本方可谓以荆防败毒散为基本方，又取法银翘散，去荆芥、防风，加金银花、连翘而成。配伍部分：其一，清热解毒。方中"疮家圣药"连翘用量独重，辅以金银花辛凉散风、清热解毒；甘草生用解毒清热，可治疗热毒壅盛所见局部红肿热痛者。其二，祛风胜湿，发越诸郁。羌活、独活辛温疏散一身上下伏郁之风湿；柴胡、川芎味辛，可助羌活、独活疏风散邪，又能疏肝理气、活血解郁，有四逆散之意。柴胡、桔梗质轻升浮，疏散退热；前胡、枳壳清热散风，宣降肺气。以上两组药升降相因，有利于气血津液运行不失其常。桔梗、前胡开肺化痰，茯苓祛湿，柴胡、川芎、枳壳相合又有越鞠丸意，合以金银花、连翘可发越气、血、痰、湿、火诸郁，有利于条畅气血，透达外邪。故可广泛应用于风邪夹有气、血、痰、湿、火诸郁之病。其中风邪犯表可见恶风、瘙痒、鼻塞流涕；气郁可见胸胁闷胀、四肢重滞、烦闷不适；血郁可见皮肤疹色红紫，或有疮疡疔肿，下利脓血；痰郁可见咳嗽、咯痰、眩晕；湿郁可见水肿、尿浊、白带量多、睾丸潮湿、阴痒、下利。

原方主治：痈疽初起兼有表证及过敏性皮炎、荨麻疹等属风热犯表夹郁者。

本方辨方证要点：局部红肿热痛，恶风，肢体沉重，肿胀，瘙痒，尿浊带下，舌红。

（二）加味麻杏薏甘汤（辛苦宣泄通络法）

组成：麻黄10g　薏苡仁30g　杏仁10g　甘草10g　防己15g　姜黄10g　海桐皮15g

用法：初服半小时加盖衣被，持续半小时到1小时，以使全身微微汗出，不可令如水流漓，汗后避风1日，糜粥自养为佳。

方证分析：本方出自《浙江中医学院学报》1984年第8卷第4期，为段富津经方拓展运用方。《金匮要略》言麻杏薏甘汤可治疗"病者一身尽疼，发热，日晡所剧者"，风湿在表，经气不畅，故一身尽疼；风湿微有化热，故可见发热，午后阴气渐盛，湿邪得助，正邪交争剧烈，故午后发热加重。总之病机为风湿在表，微有化热，故以麻杏薏甘汤轻清宣泄、解表祛湿。方中生麻黄辛温散邪；生薏苡仁甘淡微寒，《神农本草经》（以下简称《本经》）云其主"风湿痹"，二药相伍使在表之风湿得散，在内之湿气得利。原方甘草倍量于麻黄、薏苡仁，段氏加重生麻黄、生薏苡仁用量，且加汉防己苦寒祛风湿、利水，给邪气以出路，突出散风除湿清热之力。姜黄、海桐皮苦辛，为《温病条辨》宣痹汤方后注"痛甚"加减法所用药对，功可祛风湿，通络止痛，即《温病条辨》所谓"宣络而止痛"。本方临床取效要诀在于取微汗，以令阳气缓缓内蒸，通达全身，风湿自去，此为《金匮要略》湿病微汗法之要义。汗后腠理空虚，避风防邪乘虚再入，并糜粥自养以滋汗源，亦十分必要。

原方主治：痹证属风湿在表，微有化热者。

本方辨方证要点：身体疼痛，午后身热，微恶风寒，寸脉浮。

（三）透邪散结汤（辛透搜风除湿法）

组成：羌活20g　防风25g　荆芥20g　川芎35g　红花10g　乳香6g　没药10g　党参35g　茯苓25g　蝉蜕50g　刺蒺藜15g　僵蚕25g　琥珀1.5g

方证分析：本方出自《中国百年百名中医临床家丛书·陈景河（第二版）》，为陈景河临床经验方。陈氏认为本病多由外感风湿，伏于肌表，导致营卫失调，气血胶结，日久成积而发，多于头面、躯体、四肢见半球形或扁平丘疹，大如豆粒，皮色不变，密集丛生，舌苔薄白，脉沉弦。故治疗当祛风除湿、调和气血。方中重用羌活、防风、荆芥、刺蒺藜辛温开散，既散肌表风邪，又能透发伏留之湿；蝉蜕、僵蚕用量亦重，以宣散风邪，又能入络搜剔伏留之风。辅以党参、茯苓甘淡健脾利湿，又取法升降散，合以蝉蜕、僵蚕通行一身上下之气，气化正常，湿邪自除，有釜底抽薪之意。川芎、红花、乳香、没药辛通活血，行气通络，合以琥珀入血分活血通经，散瘀消癥，以助消减汗管瘤之力，且诸药行气活血，可助散邪，有"血行风自灭"之意。风湿得散，气血畅行，汗腺得通，瘤体自退。

原方主治：汗管瘤属外感风湿，气血胶结者。

本方辨方证要点：汗管瘤兼见舌苔薄白，脉沉弦。

（四）加盐外洗方（辛香温燥散邪法）

组成：防风50g　艾叶50g　透骨草50g　食盐250g

用法：煎汤外洗周身，每晚1次。

方证分析：本方出自《龙江医话医论集》，为袁文彬临床经验方。皮肤瘙痒症、荨麻疹而见皮肤瘙痒多为外感风湿，羁留肌表不去所发，风胜则痒，故临床常见瘙痒剧烈，遇风冷则加重，得暖则缓，多冬季发病。风性善行而数变，故瘙痒多突然发生，若是荨麻疹瘙痒则伴见泛起风团，且能迅速消退，瘙痒持续时间长短不一，反复发生，舌苔薄白或薄白腻。治疗当祛风除湿。方以防风、艾叶、透骨草辛香温燥,外洗以祛风除湿止痒。风湿羁留日久,多波及血分,更难治愈。《本草纲目》言食盐"咸微辛寒,无毒",故本方用食盐引诸药入血,祛除伏留血分之风湿。袁氏强调此方必须多加盐,且必待洗后皮肤上有盐粉结晶方有效果。

原方主治:皮肤瘙痒症、荨麻疹而见皮肤瘙痒属风湿羁留肌表者。

本方辨方证要点:皮肤瘙痒,遇风冷加重,舌苔薄白或薄腻。

二、透达膜原法类方

透达膜原法本指温病学家用以开透宣达膜原湿热的治法,本研究借用膜原为病邪潜伏、药力难达之地的概念,指以柴胡、黄芩、青蒿、常山等组方,具有清透开泄体内伏热作用的治法,用以治疗发热久治不效的病症。代表方为柴胡清热饮。

柴胡清热饮(辛苦透泄伏热法)

组成:柴胡50g 人参20g 黄芩50g 板蓝根30g 甘草15g 青蒿10g 地骨皮15g 常山5g

方证分析:本方出自《中国百年百名中医临床家丛书·陈景河(第二版)》,为陈景河临床经验方。方中重用柴胡、黄芩作为主药,其中柴胡苦辛寒,可清透邪热,兼能疏泄气滞,使留恋之邪得以疏散;黄芩苦寒清泄热邪,为柴胡辅助。柴胡升散,黄芩降泄,二者相伍,可清解表里上下之邪热。外感发热久久不退,恐热化成毒,故加板蓝根清热解毒。另以青蒿芳香清透邪热,常山辛开苦泄,善开痰结,引诸药达于膜原,清除体内隐伏之邪热,注意常山应炒用,用量要小,5g以下为宜,以防止服后呕吐。长期高热,耗气伤阴,常见乏力、头昏、食少、舌红、苔黄、脉弦数无力,故少加人参、甘草甘温益气、扶正祛邪;地骨皮甘寒滋阴凉血。

原方主治:无名热或高热久久不退,体温在38~40℃之间,属邪伏膜原,气阴两伤证者。

本方辨方证要点:发热久久不退,乏力,舌红,苔黄,脉弦数无力。

考辨:考《黄帝内经》多处论及"膜原",如《素问·疟论》言:"邪气……间日发者,由邪气内薄于五脏,横连募原也。"又如,《素问·举痛论》言:

"寒气客于肠胃之间,募原之下。"又如,《灵枢·百病始生》言:"是故虚邪之中人也……传舍于肠胃之外,募原之间……其著于肠胃之募原也,痛而外连于缓筋。"经文中"募原"即"膜原"。综上所述,膜原内连脏腑,外涉经络,实际是将膜原视为病位概念,但具体解剖部位模糊。至吴又可始将膜原与临床密切联系起来,并有相应治疗方药,此后清代张隐庵言:"膜原者,连于肠胃之脂膜。"较为明确地指出膜原解剖部位。晚清周学海《读医随笔》言:"膜原者,夹缝之处也。"认为膜原是机体内部广泛存在的缝隙,并进一步指出邪气由皮毛、呼吸道、消化道侵袭,继而可伏于膜原。今人邵学鸿、余剑书等结合西医生理学、病理学、解剖学认识,认为膜原似与疏松结缔组织和网状组织相关。

揣度古人之意,膜原不可以简单机械地认为是直观可视的解剖部位,应将其理解为一个特殊的层次,位于脏腑之外,肌肤之内,为人体气血津液运行的重要生理层次,与少阳、三焦关系密切,又为病邪潜伏、药力难达之地。本方所治为发热久久不退者,陈景河言病机为邪伏膜原,无非强调病邪缠绵难除,药石难以为功之意,所用柴胡、黄芩、青蒿、常山皆疏理少阳、三焦,开达膜原之常用药,古方小柴胡汤、蒿芩清胆汤、达原饮可兹证明。

三、开郁散火解毒法类方

开郁散火解毒法指以辛寒之轻粉、铅粉、冰片、水银、蓖麻子等与辛热之红粉、银朱、樟脑、大风子等配伍,或合以具有咸寒收涩作用的金石贝壳类等中医外科常用药组方,具有宣散郁火、解毒疗疮的作用,用于治疗溃疡、烧伤、烫伤、酒皶鼻等疮疡肿毒。代表方有白灵药、烫伤药、赤龙膏、酒皶鼻药膏、银粉膏。

(一)白灵药(辛咸寒解毒敛疮软坚法)

组成:轻粉150g 铅粉150g 海蛤粉150g 冰片100g

用法:上药共为细末,用时将药面外敷撒疮口处,每日1~2次。

方证分析:本方出自《龙江医派丛书·白郡符中医皮肤病学术经验集》,为白郡符临床经验方。方中轻粉辛寒性燥有毒,走而不守,功可清热燥湿杀虫、敛疮生肌。《疡科纲要》言梅毒毒在血络,惟轻粉能祛络脉之毒,此为方中主药；铅粉甘辛寒有毒，能解热毒杀虫而收湿敛疮。二药同用，于梅毒等病属湿热郁闭肌肤所致黏膜溃疡者甚宜。海蛤粉咸寒，功可软坚散结、清热利湿；冰片辛香走窜而又微寒，可宣散郁热火毒、消肿止痛，于患处红肿、硬结隆起、灼热疼痛者较宜。若为梅毒，则多为无痛性溃疡，亦无瘙痒，基底部触之有软骨样硬度，宜注意。四药配合，共奏解毒杀虫、燥湿生肌之功。

原方主治：梅毒硬下疳、黏膜溃疡及其他湿热性溃疡。

本方辨方证要点：溃疡局部色红，灼热疼痛，瘙痒，舌苔黄腻，根部偏厚。

（二）烫伤药（辛咸寒解毒生肌法）

组成：瓦楞子500g　生甘草150g　冰片150g

用法：瓦楞子煅枯，合甘草、冰片共研细末，瓷瓶收固。患处湿则干敷，干则香油调搽，每日换药1次。结痂者，不可将痂剥下，将药上于痂面，以愈为度，待内部生肌长肉，痂自脱落。

方证分析：本方出自《龙江医派丛书·华廷芳学术经验集》，为华廷芳临床经验方。瓦楞子味咸，既能消痰湿，又能化瘀，对于烫伤、烧伤渗出、疼痛者甚宜，煅用有助生肌收口。生甘草清热解火毒，冰片清凉，宣散郁热火毒、消肿止痛，且其辛香走窜，通经透肉，以行药力，对伤口红肿灼热疼痛者甚宜。

原方主治：烫伤、烧伤。

本方辨方证要点：烫伤、烧伤见局部红肿，灼热，疼痛。

（三）赤龙膏（咸寒微涩微辛解毒敛疮止痛法）

组成：赤石脂150g　龙骨100g　煅石膏1500g　海螵蛸150g　海蛤粉150g　铅粉150g　硼砂100g　银朱0.35g　血竭150g　制乳香100g　冰片35g　儿茶75g　铅丹250g　樟脑25g

用法：研为极细末，蜂蜜调为膏剂，盛瓶备用，用时外敷疮面。

方证分析：本方出自《老中医医案选》，为梁恒新临床常用方，据其言为齐齐哈尔市第三医院（即齐齐哈尔市中医院）协定方。本方配伍分三方面：其一，清热收湿。方以煅石膏、赤石脂、龙骨、海螵蛸、海蛤粉、儿茶大队咸寒甘涩清热收湿，生肌敛疮，方中此类药物用量最重，清热收湿之力较大，故本方所治以疮面流脓淌水，久不收口者为宜。其二，清热拔毒。铅丹辛咸寒，能入血分，清热拔毒，化瘀生肌，方中用量亦较大，为本方要药。辅以铅粉辛寒，解毒生肌；硼砂甘咸气凉，于清热之中能消肿散结；冰片辛香走窜，可宣散郁热火毒、消肿止痛，又能通经透肉，以行药力。上三药相合，有助于铅丹所拔之火毒外散。银朱辛温燥烈，攻毒燥湿；樟脑辛热香窜，温散除湿止痛，二药相合，使本方寒温相济，虽大队寒凉而不凉遏，火毒得诸药清解拔引，又得辛温开散，自可顺利外出。故可治疗疮口难敛、局部红肿热痛、烦渴、尿赤便秘、舌红、脉滑数等火毒偏重者。其三，化瘀生肌。血竭味咸入血，散瘀消肿；乳香辛温，活血行气、止痛生肌，可治疗疮口刺痛，或夜间痛甚者。

原方主治：疮口不敛属火毒炽盛，湿热互结者。

本方辨方证要点：疮口难敛，流脓淌水，局部红肿热痛，舌红，脉滑数。

（四）酒齇鼻药膏（辛寒复用辛温解毒散邪法）

组成：水银 50g　大风子 50g　胡桃肉 50g

用法：将大风子、胡桃肉在研钵内一同捣烂，加入水银，研至不见水银星为度，即成褐色药膏，放入瓷器或玻璃器皿中保存备用。用时取一小块药膏，裹在纱布中挤压至出油，轻擦患处，每日数次，不要洗脸，直至不再复发。个别患者用药后面部可有轻度水肿，需要暂停数日，待肿消后再用无妨。

方证分析：本方出自《中国现代名中医医案精华（三）》，为高仲山临床经验方。《诸病源候论》言："此由饮酒，热势冲面，而遇风冷之气相搏所生，故令鼻面生齇，赤疱匝匝然也。"鼻头为面王，由脾所主，平素脾湿蕴热，上熏鼻头，复遇风寒外束，湿热、瘀血郁结于局部肌肤，而成酒齇鼻，多见于长期嗜酒，或消化不良、大便干结之人，或妇女血分郁热而月事愆期者，临床表现为鼻头色红肿痛，甚则紫红，表面油腻光滑，鼻头部可生粉刺样丘疹，日久蔓延成片，破溃后易出脓成疮，遇寒风、情绪激动或进食辛辣后可加重，舌红，苔黄腻。故治疗当清热燥湿解毒、外散风寒。方中水银辛寒有毒，性滑质重，可直入肌肉之中，功可清热拔毒疗疮；大风子辛热，功可外散风寒、燥湿解毒，并制约水银阴寒之性。二药同用，紧扣酒齇鼻病机，杀虫解毒疗疮，《本草蒙荃》即载水银、大风子研末同用，杀虫疗疮。胡桃肉质润多脂，润肤生肌，且可作为赋形剂使用。

原方主治：酒齄鼻属湿热瘀血互结，风寒外束者。

本方辨方证要点：鼻头色红肿痛，上生丘疹、脓疱或破溃流水，遇寒风、情绪激动或进食辛辣后可加重，舌红，苔黄腻。

（五）银粉膏（辛寒复用辛热解毒消肿法）

组成：蓖麻子50g　大风子50g　轻粉5g　红粉5g

用法：先将蓖麻子、大风子取仁捣碎，再将轻粉、红粉掺于其中，搅拌均匀后，每次取7~8g，用纱布包住，挤出油后轻轻擦于患处，每晚1次。若局部破溃流脓淌水者，则先用消炎软膏消除症状后再用银粉膏。此药量可用3~4次，轻者6~8次即愈。

方证分析：本方出自《北方医话》，为冯庆文临床经验方。《素问》有言："脾热病者，鼻先赤。"患者平素恣食辛辣厚味，脾胃生湿蕴热，上熏鼻头，日久鼻头周围红斑成片，灼热，时而瘙痒，故治疗当以清热解毒为主。方中蓖麻子性凉走散，善于消肿散结；轻粉辛寒，清热解毒止痒、敛疮生肌。红粉、大风子辛热，既可拔毒去腐，又能生肌长肉，外用于酒齄鼻火毒炽盛者有解郁散火作用。

原方主治：酒齄鼻属火毒炽盛者。

本方辨方证要点：鼻头周围红斑成片，灼热瘙痒，舌红。

考辨：考蓖麻子一药，张山雷于《本草正义》中言常用此药消散疮疡红肿焮热，则可知蓖麻子性必清凉，非一般所谓其性甘辛平也；又诸书言其可拔毒，张山雷师从黄墙外科名家朱阆仙，凡拔毒提脓药中从不用蓖麻子，唯在消除发颐、瘰疬、乳痈等肿疡时常常用之，证明蓖麻子擅长消肿散结，非一般所谓能拔毒也。冯庆文治疗酒齄鼻用蓖麻子亦是取其清凉消肿散结之性能。

四、苦辛开泄法类方

苦辛开泄法指以大黄、黄连、黄芩、茵陈、鱼腥草、白花蛇舌草、葶苈子、甘遂等苦寒药与草果、砂仁、常山、半夏、白芥子、胆南星、苍术、石菖蒲、藿香、紫苏等辛燥芳香药组方，具有开泄痰湿郁结、化浊清热作用的治法，用以治疗慢性肾衰竭、脂膜炎、呼吸道感染、癫痫等病症。代表方有苏黄泻浊饮、化脂消瘤汤2方、鱼白桑止咳方、五苓连贝饮、定痫散。

（一）苏黄泻浊饮（芳化苦泄法）

组成： 醋炙大黄10g　黄连10g　黄芩10g　草果仁15g　藿香15g　苍术10g　紫苏10g　陈皮10g　半夏15g　砂仁10g　甘草10g　生姜15g　茵陈15g

方证分析： 本方出自《张琪临床医学丛书·张琪方药传薪》，为国医大师张琪临床经验方。慢性肾衰竭肌酐明显升高时，常见辨证属湿邪蕴热，阻于脾胃者，临床表现为恶心呕吐，脘腹胀满，口气秽臭，大便秘结或不爽，或兼肢体水肿，舌苔垢腻，稍黄少津，脉弦滑或沉滑。故治疗当以芳香化浊、苦寒泄热为主，方用醋炙大黄、黄连、黄芩、茵陈苦寒泄热，砂仁、草果仁、藿香、苍术芳香除湿化浊，两类药相互调济，既不致苦寒伤胃，又无辛燥伤阴之弊，使湿浊、热、毒得以蠲除。另以清半夏、陈皮、紫苏、炙甘草、生姜降逆宽中，除湿和胃。而张氏以"苏黄"命名本方，有取黄连苏叶汤化湿泄热、醒脾开胃之用意。

张氏指出，方中要药为大黄、草果仁两味。其中大黄虽为治疗慢性肾功能不全之有效药物，但必须结合辨证，属湿浊、热、毒壅结者方为适宜，服后使大便保持每日1~2次，不可使之过度，借以排出肠内毒素；大黄醋炙又可清解血分热毒，同时使邪有出路，且通过泻下能减轻肾间质水肿。临床常将大黄与活血祛瘀、芳化湿浊药共用，收效较好。临床脾胃寒湿者，虽有湿浊内阻，亦不可用大黄，否则往往加重脾阳虚衰，化源匮乏，导致病情恶化，所见甚多，极应注意。草果仁辛温燥烈，在辛开湿浊药中当属首选药物，该药辛温、燥烈，善除脾胃之湿浊，慢性肾衰竭氮质贮留，湿浊化毒内蕴，非此辛温燥烈之品不能除。然湿浊蕴热之时，又必须伍以大黄、黄连形成仲景泻心汤结构以辛开苦降，泄热开痞。

原方主治： 慢性肾衰竭属湿浊蕴热中阻者。

本方辨方证要点： 慢性肾衰竭肌酐明显升高，恶心呕吐，脘腹胀满，口气秽臭，大便秘结或不爽，舌苔垢腻，稍黄少津，脉弦滑或沉滑。

考辨： 考"浊"在中医古籍中常作为"赤白浊"的简称。从病因角度分析，浊邪有内外之分，外来之浊多指自然界秽浊之气，内生之浊多为人体内生之病理产物，具有重浊、黏腻之性。湿浊当属内生之浊，且较单纯内湿更加稠黏胶结难除。当湿浊蕴结不解，日久化毒之时，则具备湿浊、毒邪双重病理产物特性，较湿浊更易损伤脏腑，治疗更为困难。张琪论述慢性肾衰竭所涉及的毒邪属于湿浊蕴积日久所成之毒，以毒与湿浊、热邪相互搏结阐述本方方证主要病机，可以较好地概括和强调此时期病情危重、邪气深伏难治、耗血伤精、败坏脏腑的特点。

（二）化脂消瘤汤2方（苦辛开泄痰结法）

组成： 常山3g　草果9g　槟榔9g　青皮6g　陈皮6g　乌梅18g　甘草6g

方证分析： 本方出自《中国百年百名中医临床家丛书·陈景河（第二版）》，为陈景河临床经验方。脂膜炎属中医"痰核"范畴，辨证属痰郁气结者多见，临床表现为皮下包块，大小不一，皮色不变，自觉压痛，舌苔白腻，脉沉弦。故治疗当理气化痰。方以常山辛开苦泄，善开痰结，陈氏称常山为"本方中劫痰之要药"，因其有毒，且可致吐，故用量较少。合以草果、槟榔增强消痰散结之力，此为吴又可所拟名方达原饮核心药味，吴又可言此二药可直达药力难达之处以溃邪。佐以青皮、陈皮理气化痰。关于乌梅，陈氏明言其有化除痰核之力。甘草调和诸药，解常山之毒。

原方主治： 脂膜炎属痰郁气结者。

本方辨方证要点： 脂膜炎见舌苔白腻，脉沉弦。

（三）鱼白桑止咳方（辛苦寒微温清热化痰法）

组成： 鱼腥草40g　白花蛇舌草40g　桑白皮15g　前胡15g　半夏15g　麦冬15g　杏仁15g　桔梗15g　枇杷叶15g　款冬花15g　紫菀15g　黄芩15g　平贝母15g　莱菔子20g　生地榆25g

方证分析： 本方出自《龙江医派丛书·王德光学术经验集》，为王德光临床经验方。本方结构有三方面：其一，王氏认为临床所见外感咳嗽多属热证，故本方重用鱼腥草、白花蛇舌草，其中鱼腥草辛寒，寒能泄降，辛以散结，以清肺见长，且能利尿泄热；白花蛇舌草微苦甘寒，清热解毒又能润肺。研究表明，鱼腥草、白花蛇舌草有解热抗炎、抗菌、抗病毒、抗过敏、镇咳、增强机体免疫功能等作用，此二药对急慢性支气管炎、流感、百日咳、肺炎、肺脓肿等属呼吸道感染性者均有较好疗效，势在必用，用则量大。故可治肺热咳喘、息粗声高、舌红苔黄、脉滑数者。方中生地榆用量亦较大，肺与大肠相表里，此药苦寒，可入大肠清热解毒，有助于肺气肃降；又可凉血止血，治略吐痰血或痰中夹血丝者。其二，王旭高言："痰饮为致咳之根也。"故本方以桑白皮、前胡、黄芩泻肺清热化痰，桔梗、杏仁、枇杷叶宣降肺气化痰，麦冬、平贝母润肺以助化痰；"脾为生痰之源"，复加莱菔子健脾消痰、降气除胀、止咳平喘。故本方所治当有痰黄黏稠，胸闷或痛，又有脘腹胀满等症。其三，当今中医临床所治咳嗽患者此前多为已用大量抗生素或清热解毒药治疗无效后就诊者，故本方除用大队清热解毒化痰药外，还少加温肺化痰之半夏、紫菀、款冬花等，既有助于化痰止咳平喘，又可防过用寒凉之弊。

原方主治：慢性支气管炎、支气管扩张、肺感染等属痰热壅肺者。

本方辨方证要点：咳喘息粗声高，痰黄黏稠，胸腹闷胀疼痛，舌红苔黄，脉滑数。

（四）五苓连贝饮（苦辛甘淡化痰散邪法）

组成：白术7g　泽泻7g　猪苓5g　茯苓10g　桂枝5g　黄连5g　川贝母5g

用法：水煎徐徐服用，服时加白糖少许。

方证分析：本方出自《中国现代名中医医案精华（三）》，为杨书章经方拓展运用方。痰湿阻肺体质的患儿可见咳嗽痰多、喉中痰鸣等症。杨氏认为，此由三焦气化不利，水湿内停，酿痰阻肺所致。若感受外邪，引动宿痰，壅遏气道后，可导致急性发作，临床所见除鼻塞流涕、发热等外感症状外，尚有痉挛性咳嗽、夜间尤甚、面赤握拳、舌伸背弯、涕泪交零、必咳吐出黏稠痰涎方缓、舌苔薄腻、脉滑数等痰湿阻肺表现。故以五苓连贝饮调节三焦水液代谢，纠正体质而除痰湿。方以白术、泽泻、猪苓、茯苓甘淡渗湿化痰，合以桂枝温通而辛，味辛可散外邪，温通可助三焦气化，肺中痰湿自消。黄连苦泄清热燥湿，川贝母清润化痰止咳，可助五苓散化痰之力，兼可清热。服时加白糖甘润清热养肺，又能矫味，患儿易于接受。

原方主治：小儿顿咳属痰湿阻肺，外感诱发者。

本方辨方证要点：平素咳嗽痰多，喉中痰鸣，感冒则发痉挛性咳嗽，涕泪交零，必咳吐出黏稠痰涎方缓，舌苔薄腻，脉滑数。

（五）定痫散（苦辛咸寒化痰泻火息风法）

Ⅰ号方组成：羚羊角2.5g　连翘10g　天麻5g　枳实10g　竹茹10g　胆南星10g　石菖蒲15g　钩藤10g

Ⅱ号方组成：葶苈子、白芥子、甘遂各等分

用法：Ⅰ号方为汤剂，日1剂，水煎服。Ⅱ号方每服2.5g，和上方交替服用。

方证分析：本方出自《龙江医话医论集》，为杨效启临床经验方。杨氏认为，癫痫主要病机为痰火化风，临床多表现为时发昏仆，口吐涎沫，两目上视，四肢抽搐，舌红，故治疗大法当以化痰泻火息风为主。Ⅰ号方中羚羊角（山羊角代）咸寒入肝，擅长清肝火、息肝风，为治疗癫痫痰火化风昏仆抽搐之要药，辅以天麻、钩藤，息风止痉、清火平肝之功更著。枳实、竹茹、石菖蒲、胆南星皆为涤痰汤要药，辛行苦泄，芳香走窜，祛痰开窍，故治疗痰蒙心窍而见神志不清、苔白腻、脉滑者较宜。合以连翘清火散结，亦有助于泻火祛痰。Ⅱ号方以苦寒性降之葶苈子、甘遂可峻逐痰火，二药研末冲服，较入汤剂更能增加祛痰疗效。"病痰饮者，当以温药和之"，辅以辛温走散之白芥子利气散结，与前两药相合，寒温相济，更有助于津液敷布而化痰。Ⅰ号方化痰泻火息风，以治疗癫痫急性发作；Ⅱ号方逐痰散结，以除癫痫之宿根，两方相得益彰。

原方主治：癫痫属痰火化风者。

本方辨方证要点：时发昏仆，口吐涎沫，两目上视，四肢抽搐，舌红，苔黄白腻，脉滑数。

五、苦泄淡渗法类方

苦泄淡渗法指以金银花、连翘、黄芩、黄柏、大黄等苦寒泄热药与滑石、海金沙、冬葵子、车前子等甘寒淡渗药配伍，或合以茵陈、蒲公英、金钱草、川牛膝等苦泄渗利药物组方，具有清热利湿作用的治法，用以治疗湿热蕴结所致黄疸、白浊、带下、阳痿、结石等病症。代表方有银翘茵陈汤、浊带丸、化石汤、金氏排石汤。

（一）银翘茵陈汤（甘苦寒微辛微温退黄法）

组成：金银花25g　连翘25g　茵陈25~50g　滑石25g　陈皮10g　青皮

15g　黄柏10g　蒲公英25g　生甘草10g　苍术10g

加减法：大便干燥者，加大黄10g；高热大渴者，加生石膏35g；胃脘胀满者，加枳壳15g、鸡内金15g。

方证分析：本方出《黑龙江医刊》1959年第8期，为钟育衡临床经验方，二十世纪曾作为哈尔滨医科大学附属一院治疗黄疸型病毒性肝炎主方常规使用。《金匮要略》云："黄家所得，从湿得之。"阳黄多因情志所伤、起居失常、饮食失节，致肝失疏泄，脾胃蕴湿生热，加之外感湿热疫毒，内外相召，熏蒸肌肤而成。故治疗当解毒清热利湿、疏肝理脾和胃。本方为茵陈蒿汤、栀子柏皮汤、茵陈五苓散变化而成，配伍分三个方面：其一，方以金银花、连翘、茵陈、蒲公英解毒清热，利湿退黄。诸药皆为甘苦寒之品，非大苦大寒，清热利湿解毒之中有顾护正气之意。故可治疗一身面目俱黄、黄色鲜明如橘皮、身热、烦躁、舌苔黄腻、脉滑数有力者。其二，方中滑石、甘草为六一散结构，滑石质重甘淡寒，质重故性沉降，甘淡寒故能利尿清热、利小便而实大便，合甘草清热和中。故本方可治疗发热、烦渴、小便不利，或湿热泄泻者。其三，方中苍术、黄柏为二妙散结构，苍术芳香苦燥，健脾燥湿；黄柏寒凉苦燥，清热燥湿，用于湿热下注而见小便黄短、大便黏滞、舌苔黄腻甚宜。本方苍术、黄柏用量较小，亦有防苦燥伤阴之意。"苦非辛不通"，故加青皮、陈皮辛行温通，疏肝理脾和胃。故本方可治疗胁肋、胃脘胀痛，纳差者。

原方主治：黄疸型病毒性肝炎黄疸属阳黄者。

本方辨方证要点：一身面目俱黄，黄色鲜明，身热，烦躁，小便黄短，舌苔黄腻，脉滑数有力。

（二）浊带丸（苦燥分消法）

组成：苍术100g　黄柏100g　滑石500g　炙大黄25g　淫羊藿25g

用法：上药共为细末，炼蜜为丸，每丸重10g。每次1丸，每日早晚饭后1小时温水送下。

方证分析：本方出自《老中医医案选》，为张金衡临床经验方。大抵男子为浊，女子为带，本方治疗浊带属湿热下注者颇有效验，此类患者临床多见小便浑浊，或夹凝块，上有浮油，或伴血块，或有尿热尿痛，口干口苦，舌红，苔黄腻，脉弦滑数。对阳痿、阴虚劳热属湿热者亦效，患者除有小便改变以及上述湿热证所见舌、脉象外，尚可伴见外阴瘙痒腥臭、肢体困倦、泛恶口苦等。故治疗当清热祛湿。方以苍术、黄柏苦燥清热燥湿；滑石甘淡寒通窍利湿泄热；大黄苦寒清热通腑，使湿热从前后二便分消。辅以淫羊藿温润补肾，扶正祛邪。

原方主治： 白浊、白带、阳痿属湿热下注者。

本方辨方证要点： 白浊、白带、阳痿见小便浑浊，外阴瘙痒腥臭，舌红，苔黄腻，脉弦滑数。

（三）化石汤（咸苦淡渗消石排石法）

组成： 生地黄25g　川牛膝15g　胡桃肉40g　冬葵子20g　石韦15g　滑石20g　瞿麦20g　车前子20g　金钱草30g　生甘草10g　净芒硝15~20g（另包，分3次以开水冲服。若发腹泻者，可适当减量或减去。）

用法： 如法煎取药汁500ml，每日1剂，分3次空腹时温服。禁用油腻及辛辣食物，可多饮白开水。

加减法： 腰腹痛甚者，加延胡索（碎）15g。

方证分析： 本方出自《龙江医派丛书·御医传人马骥学术经验集》，为马骥临床经验方。马氏认为，肾经湿热，流注下焦，蕴积日久，被火煎炼，凝聚而成砂石。其症轻微者，尿中常见砂石，细小而易出，或偶感微痛或排尿不畅；严重者，则屡发腰部剧烈疼痛，多下掣少腹部，痛不可忍，或小便癃闭，或尿中混血，舌红，苔黄腻，脉沉滑数。马氏善用《本经》指导临床处方选药，治疗砂石淋善用芒硝。《神农本草经》言："（芒硝）除寒热邪气，逐六腑积聚，结固留癖，能化七十二种石。"《名医别录》称芒硝可"通经脉，利大小便及月水，破五淋，推陈致新"。芒硝味咸苦性寒，具有软坚消石之功。故化石汤以芒硝为要药，用之以软坚化石，逐邪于下。芒硝初服可出现缓泻，余无不良反应，为治疗结石之良药。辅以金钱草清热利湿，化石排石之力更强，药理研究表明金钱草可抑制草酸钙过饱和度，从而抑制泌尿系结石的形成。冬葵子、滑石、车前子甘寒性降，利尿通淋，滑利通窍，善于止小便窘迫涩痛。石韦、瞿麦、生地黄、川牛膝苦寒泄降，导热下行；且能入血凉血化瘀止血，可治泌尿系结石所见尿血。若结石阻滞，血瘀气滞较甚，导致腰腹疼痛较甚，则加延胡索活血行气止痛。久病肾气亏虚，导致膀胱气化不利，湿热难除，湿热不去，结石难消，故以胡桃肉温润补肾，促进膀胱气化以祛湿热。《医学衷中参西录》言胡桃肉可"消坚开瘀"，治"砂淋、石淋"，可知胡桃肉既能补肾，又能化石，一药两功。

原方主治：泌尿系结石属湿热蕴结下焦成积者。

本方辨方证要点：泌尿系结石见小便淋漓涩痛，舌红，苔黄腻，脉沉滑数。

（四）金氏排石汤（疏清化利消石排石法）

组成：金钱草120g　海金沙40g　柴胡20g　黄芩20g　川楝子20g　木香25g　茵陈40g　大黄20~40g　炒白芍40g　鸡内金20g

方证分析：本方出自《黑龙江中医药》1993年第6期，为金文华临床经验方。金氏认为，胆石症属中医"胁痛"范畴，邪侵肝胆，情志不畅，或过食辛辣炙煿等致肝胆湿热，失于疏泄，气滞血瘀，蕴结日久而结为砂石，常见右胁绞痛时发，连及后背，生气或进食油腻后易发，口干口苦，脘腹胀满，嗳气，舌暗红，苔黄腻。故胆石症病机为肝胆湿热、气滞血瘀，治疗当疏利肝胆、清热利湿、消石排石。本方配伍分两方面：其一，疏利肝胆止痛。以柴胡、川楝子、黄芩疏肝利胆，解郁清热；炒白芍养血柔肝，缓急止痛；木香行气利胆止痛。故可治疗胆石症见右胁绞痛者。其二，清利湿热，消石排石。以金钱草、海金沙、茵陈苦泄清热，甘淡利湿；大黄苦寒荡涤，通腑泄热，给湿热以出路，又能化瘀止痛；鸡内金健胃消石，《医学衷中参西录》认为鸡内金可使"脾胃健壮""益能运化气血以消积也"。药理研究表明，金钱草水煎液能明显促进胆汁分泌，使胆管结石易于排出，胆管阻塞和疼痛减轻，本方重用金钱草意在突出其利胆排石效果。茵陈、大黄、木香有松弛胆道括约肌、促进胆汁分泌的作用；海金沙有抗炎、镇痛的作用；木香有解痉镇痛的作用，均有利于缓解胆绞痛，促进结石缩小乃至排出。诸药刚柔相济，疏清化利结合。实践证明该方有较好的排石效果，个别患者有持续性腹泻时，酌减大黄用量即可缓解。

原方主治：胆石症属肝胆湿热，气滞血瘀者。

本方辨方证要点：胆石症见右胁绞痛，生气或进食油腻后易发，舌暗红，苔黄腻。

考辨：由于各地用药习惯不同，金钱草在全国异物同名混用使用现象较为普遍。考金钱草正品为报春花科植物过路黄的干燥全草，习称大金钱草，为全国大部分地区使用，余如连钱草、广金钱草、江西金钱草、小金钱草等亦为局部地区医家作金钱草使用。有研究表明，金钱草、广金钱草、连钱草虽均可用于结石症，但由于三者科属不同，化学成分各异，性味、功能主治均有不同，从临床实践看，金钱草偏重治疗胆石症，广金钱草偏重治疗膀胱结石，连钱草偏重治疗肾结石。

六、苦寒通下法类方

苦寒通下法指以大黄、芒硝为主药组方，具有通下胃肠热结、泻火解毒作用的治法，用以治疗胃肠热盛里实结滞所致创伤后腹胀、虫积、肠梗阻、痈疽肿毒等病症。代表方有大黄芒硝冲剂、槟榔承气汤、桃实蜜硝煎、百令丹。

（一）大黄芒硝冲剂（苦咸寒通腑逐瘀泄热法）

组成：生大黄15g　芒硝10g

用法：将大黄浸于300ml开水中半小时，先用150ml大黄水，冲服5g芒硝，观察2~3小时。如无反应，再用同样方法服下剩余的大黄水和芒硝，以药后肠鸣为度。年老体弱者，酌减用量，少量频服，至药后肠鸣停药。

方证分析：本方出自《中医药学报》1994年第2期，为高元嘉经方拓展运用方。《素问·缪刺论》曰："人有所堕坠，恶血留内，腹中满胀，不得前后，先饮利药。"揭示了损伤后腹胀的病因病机，即伤后瘀血内留，壅塞于腑，腑气不通，而致腹胀。外伤后血瘀日久，化热灼津，可出现发热、便秘等内热症状。以上经文提示损伤后腹胀当"先饮利药"。腹胀、发热、便秘、舌苔黄腻、脉数皆属瘀血内蓄，郁而化热为病，瘀热互结，故主以清热化瘀。大黄苦寒沉降，走而不守，善荡涤胃肠、泄热通便、攻下逐瘀。芒硝苦寒而咸，咸能软坚，苦寒清热，泄热通便，善除燥屎。以开水浸泡大黄，可保证其泻下力量较入煎剂更强。临床验证服本方不久即可排便，大便得下后，诸症悉退，一般1剂即可奏效，极少需用第2剂；若肠鸣后继续服药，可引起较剧烈泄泻，但一般无危险，停药后数小时即可自止。结合骨伤科临床所见，脊柱和骨盆损伤后腹胀发生尤多，且损伤愈重，损伤后出现腹胀愈早，腹胀程度亦愈重。损伤较轻者，腹胀产生缓慢，腹胀程度亦较轻，一般不伴有全身其他症状。

原方主治：创伤后腹胀属瘀热互结，腑气不通者。

本方辨方证要点：有骨伤病史，轻者单纯腹胀，重者腹胀合并身痛、发热、便秘、舌苔黄腻、脉数等全身症状。

（二）槟榔承气汤（辛苦咸驱虫缓下法）

组成：槟榔100g　甘草15g　大黄20g　芒硝25g

用法：将前两药加水适量先煎40分钟，后下大黄继续煎15分钟，过滤取汁，然后再加水适量煎20分钟，过滤取汁，与第1遍所得药液混合，共约500ml。晨起空腹取300ml药液冲化芒硝三分之二量服下，4小时后再服余下部分，中午即可进食。此为成人药量，小儿量酌减，多可1剂即驱虫成功。若1剂驱虫未成功，间隔1周可再服1剂。体弱者，驱虫后可用健脾和胃之剂善后调理。

方证分析：本方出自《黑龙江中医药》1989年第1期，为吕德苗经方拓展运用方。虫积胃肠，扰乱气机，劫夺精微，影响气血生化，故见面色萎黄，消瘦乏力，纳差，饮食异常，腹中隐痛，且大便中时见虫体节片，或化验发现虫卵。胃肠虫积，若是绦虫病合并囊虫病时，多蕴湿生痰，与瘀血相搏，结于皮下，故可见皮下结节。治疗当驱虫消积，虫积一去，胃肠运化功能自能复常。方以槟榔味辛入胃肠，行胃肠之气，消积导滞驱虫。槟榔对多种肠道寄生虫有驱杀作用，其中尤对绦虫疗效最佳。大黄、芒硝、甘草为调胃承气汤结构，苦咸寒中济之以甘缓，缓下而不伤正。诸药相合，共奏泻下导滞驱虫之效。实践表明，本方不仅治疗绦虫病有特效，对驱蛔虫、鞭虫也有良好作用。

原方主治：绦虫病及其他肠道寄生虫病属胃肠虫积者。

本方辨方证要点：饮食异常，大便中发现寄生虫体，或化验发现寄生虫卵。

（三）桃实蜜硝煎（咸润苦辛消积导滞法）

组成：桃仁15g　芒硝25g　枳实10g　槟榔20g　木香35g　蜂蜜150g

用法：桃仁、枳实、木香、槟榔水煎3次，得煎汁400g，再加入芒硝、蜂蜜，分4次服，每3小时服1次，吐出再服。

方证分析：本方出自《老中医医案选》，为彭铭新临床经验方。原文仅言本方治疗肠梗阻属于实者较佳，结合以方测证，可知本方所治当为肠梗阻属肠道燥热内结，气滞血瘀，虚象不明显者，治疗当以泄热软坚散结、行气活血、通降肠道腑气为主。结合临床所见，治疗当以早中期绞窄性肠梗阻、粘连性肠梗阻、外伤或术后肠梗阻为主，表现为大便不通，或热结旁流，头痛，呕吐，脘腹胀满疼痛，或刺痛，痛处不移，入夜发热，舌红，有瘀点、瘀斑，苔黄燥，脉沉涩有力等。本方以芒硝、蜂蜜为主药，芒硝咸润直下，泄热通便，同时重用蜂蜜润肠解毒。辅以桃仁苦甘，苦以散结止痛，甘以和血、润肠通便；枳实苦降，破结除满，消积导滞。"苦非辛不通"，故佐以槟榔、木香，辛通苦降肠道气滞。

原方主治：肠梗阻属于肠道燥热内结，气滞血瘀者。

本方辨方证要点：肠梗阻见脘腹胀满疼痛，舌红，有瘀点、瘀斑，苔黄燥，脉沉涩有力。

（四）百令丹（苦辛寒攻下清热解毒法）

组成：大黄2000g　苍术500g　金银花500g　当归500g　皂角刺500g　槐花500g

用法：上药共为细末，炼蜜为丸，每丸重3g。每次1丸，一日3次，白开水送下。

方证分析：本方出自《龙江医派丛书·白郡符中医皮肤病学术经验集》，为白郡符临床经验方。痈肿疮毒属胃肠里实，毒热炽盛者，可见局部红肿热痛、烦热、口苦、小便赤涩、大便燥结、舌红起芒刺、脉滑数有力。宜通下泄热解毒。故方中重用大黄苦寒，峻下实热，荡涤肠胃，使热毒从下而解。辅以金银花辛寒，清热解毒。里实毒热内盛，扰及营卫，"营卫不和，逆于肉理，乃生痈肿"，故以当归辛润养血活血；槐花苦凉清血热；苍术苦温运脾除湿，兼有护正，防止凉遏之意。再以皂角刺辛咸消肿止痛。诸药共奏解毒散瘀、清里攻下之功。白氏特别提到，本方对疔毒、疮疖、溃疡、痔疮、发颐等皆有效验，尤宜注意。

原方主治：痈疽肿毒属胃肠里实，毒热炽盛者。

本方辨方证要点：局部红肿热痛，烦热，大便燥结，舌红起芒刺，脉滑数有力。

七、气血两清法类方

气血两清法指以金银花、连翘、蒲公英、紫花地丁、黄芩、黄连、黄柏、栀子、大黄、知母等清泻气分热毒药与水牛角、生地黄、牡丹皮、赤芍、青黛、童便等入血分凉血解毒药组方，或辅以茵陈、苦参、苍术、白鲜皮、猪苓、泽泻等苦燥淡渗、清热祛湿，或辅以升麻、羌活、防风、葛根、蝉蜕等疏风散邪，或辅以乳香、没药、赤芍、姜黄、当归、红花以及虫类药活血通脉，具有清热解毒、凉血活血作用的治法，用以治疗气血同病，热毒壅盛所致疮疡肿毒、外伤、紫癜、血崩、咳血等病症。代表方有加味当归拈痛汤、清热止痒汤、红斑狼疮方、咳血散、消瘀膏、消瘀止痛膏、止痛化瘀膏、芒硝溶液、蜈蚣托毒丸、红花散。

（一）加味当归拈痛汤（苦咸寒微辛微温解毒开郁法）

组成： 金银花25g　连翘15g　生地黄15g　茵陈15g　葛根10g　羌活10g　防风10g　泽泻15g　茯苓15g　苦参15g　知母15g　升麻10g　苍术10g　犀角5g

方证分析： 本方出自《国医论坛》1986年第1期，为吴惟康临床经验方。本方大法源自《金匮要略》升麻鳖甲汤，以当归拈痛汤变化而成。升麻鳖甲汤蕴含大法为清热、解毒、散瘀，用治阴阳毒病而见面赤、身痛、咽喉痛、唾脓血者。过敏性紫癜毒热煎灼，血瘀不行，故可见面青；血行不畅，不通则痛，故身痛；热迫血行，故可见皮下出血、斑斑如锦纹。以上症状与阴阳毒表现有类似之处，故过敏性紫癜可取法阴阳毒所用升麻鳖甲汤治疗大法。本方配伍分为三方面：其一，升麻鳖甲汤用雄黄、蜀椒解毒，此二药辛燥，对紫癜属毒热血瘀证者不宜，故本方改用犀角（水牛角代）咸寒清热凉血解毒，金银花、连翘、知母甘苦寒清热解毒，使血分之热外透。故可治疗皮下出血、斑斑如锦纹、身热、烦躁、脉滑数有力者。其二，升麻鳖甲汤用当归、鳖甲活血散结，吴惟康于仲景书悟得化瘀与利水并用，更能增强活血化瘀之功，故除用生地黄凉血活血外，加茵陈、苦参、苍术、茯苓、泽泻甘淡苦燥以利水化湿。故可治疗面目青，身痛，皮下瘀点、瘀斑，舌紫绛者。其三，升麻鳖甲汤中用升麻不但可以解毒，而且有轻清升散之妙，本方亦用此法，又加辛散之羌活、防风、葛根以助升麻疏风散邪，且能鼓动血液运行，加之清热解毒、化瘀利水，有利于热毒散解。故可治疗肌肤瘙痒、遇风加重者。

原方主治：过敏性紫癜属毒热血瘀证者。

本方辨方证要点：面青，身痛，肌肤瘙痒，皮下瘀点、瘀斑，舌紫绛，脉滑数有力。

（二）清热止痒汤（甘苦辛散解毒散邪止痒法）

组成：生地黄20g　牡丹皮15g　当归15g　黄芩15g　赤芍15g　升麻15g　甘草10g　红花15g　金银花30g　连翘20g　苦参15g　羌活15g　防风15g　茵陈15g　乌梢蛇15g　蝉蜕15g　苍术15g　白鲜皮20g

方证分析：本方出自《张琪临床医学丛书·张琪方药传薪》，为国医大师张琪临床经验方。荨麻疹、玫瑰糠疹日久不愈，侵入肌表之风湿郁而化热生毒，伤及血分，以致血热血瘀，临床表现多见皮疹色赤、灼热瘙痒难忍、昼轻夜重、舌红、苔白少津、脉多见滑数有力。故治疗当凉血活血、祛风散寒清热。风湿热久羁不去，以致卫气血同病，往往易伤及阴血，故方以生地黄、牡丹皮、当归、赤芍甘苦凉血活血，又能养阴；红花辛温，可加大活血消瘀之力。上药为凉血四物汤与桃红四物汤之意，有助于祛除外邪，所谓"治风先治血，血行风自灭"是也。金银花、连翘清热解毒，并能透发血热于外而解；升麻、蝉蜕辛寒，发表透疹、清热止痒，《通俗伤寒论》言："邪留血分，恒多胶滞，轻则发疹而解，重则解以发斑发疮。"故上二药亦有透热外出之功。羌活、防风辛温发散，祛风止痒；乌梢蛇走而不守，祛风搜剔，疏泄郁于肌肤之风邪；苦参、白鲜皮、茵陈苦寒清热燥湿又能利湿；苍术苦温健脾祛风湿。诸药相合，可除肌表风湿热邪。

原方主治：顽固性荨麻疹、玫瑰糠疹等属风湿热久羁不去，血热血瘀者。

本方辨方证要点：皮疹色红，灼热瘙痒，舌红，苔白少津，脉滑数有力。

（三）红斑狼疮方（苦甘寒解毒活血滋阴法）

组成：山慈菇10g　蛇床子10g　半枝莲10g　重楼10~15g　蝉蜕15g　蛇蜕5~15g　当归15~25g　生地黄15~25g　白芍15~25g　川芎15~25g　生甘草5~15g

加减法：痒甚者，加防风、荆芥、白蒺藜各10~15g；低热者，加青蒿、地骨皮、秦艽、生地黄、玄参、麦冬、龟甲、鳖甲等各15~25g。高热者，加生石膏50g或犀角（水牛角代）5g、羚羊角（山羊角代）5g；湿盛者，加防己、薏苡仁、茯苓、木瓜或白术、苍术各15~25g；失眠者，加炒枣仁、柏子仁、合欢皮、夜交藤等各15~25g；肝气郁结者，加木香、郁金、柴胡、香附、厚朴、枳壳等各15~25g。关节痛者，加白茅根、藕节、桑枝或桂枝、徐长卿、川牛膝、乳香、没药各10~25g。

方证分析：本方出自《龙江医派丛书·华廷芳学术经验集》，为华廷芳临床经验方。华氏体会，系统性红斑狼疮多为热毒伤阴，瘀血阻络成毒所致，故治疗当清热解毒、凉血活血滋阴。"诸痛痒疮，皆属于火"，头为诸阳之会，故本病见颜面红肿痒痛，畏光怕晒，夏季亦多加重，烦热，小便短少。故方以山慈菇、重楼、半枝莲甘苦寒清热解毒。热壅营血，疮毒外发，故表现为发热，皮下红斑、结节，皮疹，口腔溃疡等多种皮损，灼热瘙痒疼痛，甚至破溃流脓，日光照射后加重，舌紫绛，脉细数等，故以生地黄、当归、白芍、川芎甘苦凉血活血，又能养阴；蝉蜕、蛇蜕宣散透发，有透热转气之功，且可透疹止痒，治上述各种肌肤黏膜病变，有"以皮治皮"之妙；蛇床子辛温，可防止诸药过于寒凉，且可止痒；生甘草和中解毒。

本病有因汗出当风诱发者，汗出之时，腠理开泄，风邪入于血脉之中，凝滞气血，阻塞经络，出现狼疮发作后瘙痒明显，"痒为泄风"，此为机体祛除伏风的表现，故可加荆芥、防风、白蒺藜等辛温之品祛风止痒以助之。热毒伤阴较重，可见低热，故加青蒿、牡丹皮、秦艽等辛寒之品清透阴分伏热，龟甲、鳖甲、生地黄、玄参、麦冬等甘咸寒养阴清热凉血。高热者，此为热毒较甚，故重用生石膏辛寒清热，或加犀角（水牛角代）、羚羊角（山羊角代）等咸寒清热凉血解毒。热毒随血脉上下内外窜扰，侵犯心、肝、肾，并不固定一经，故本病可表现出多脏腑病变表现，症状繁杂，难以一一表述，观其脉症，随证治之即可，如上述加减法中湿胜者健脾祛湿，失眠者则养血安神，气滞者则疏肝理气，关节痛者则活血通经活络等。

华廷芳强调，虽本病患者体质、病情各有不同，但必守以上清热解毒，活血养阴基本大法、基本处方，随证加减，长期服用，多可热清毒解，红斑狼疮逐渐减轻。笔者访谈华廷芳子女得知，治疗本病必须长期守用上法，方可建功，且临床实践证实系统性红斑狼疮患者长服本方并无寒凉伤阳之弊。

原方主治：系统性红斑狼疮属热毒伤阴，瘀血阻络成毒者。

本方辨方证要点：发热，关节痛，皮损色红，灼热瘙痒，舌紫绛，脉细数。

（四）咳血散（咸苦甘润解毒润燥止血法）

组成：三七100g　青黛50g　花蕊石100g　川贝母100g　炙百部50g　血竭25g　黄连50g

用法：上药共为细末，每次5g，一日3次。

方证分析：本方出自《老中医医案选》，为孙纪常临床经验方。支气管扩张症久咳，日久耗伤肺阴，化生燥热，伤及肺络，复加过劳可致咳血，常见咳嗽痰中带血、胸中烦热、舌尖红、脉滑数等。故治疗当养阴清肺、化瘀止血。本方配伍分为两方面：其一，方以川贝母、炙百部甘润，润肺又能止咳。青黛咸寒入血分，凉血解毒；黄连苦寒入气分，清热降火，二者配合，清热解毒，气血两清，火降则咳愈，肺清则血止。上四药养阴清肺，治支气管扩张症咳血病机之本。其二，离经之血即为瘀血，故方以三七、花蕊石甘酸涩，化离经之血，而不伤新血，且可止血；血竭味甘咸，专入血分，化瘀止血，生肌敛疮，防止咳血复发。上三药化瘀止血、生肌敛疮，治支气管扩张症咳血病机之标。

原方主治：支气管扩张症慢性咳血属燥热损伤肺络者。

本方辨方证要点：咳嗽痰中带血，舌尖红，脉滑数。

（五）消瘀膏（苦寒辛通解毒舒筋止痛法）

组成：大黄1份　栀子2份　木瓜4份　蒲公英4份　姜黄4份　黄柏6份

用法：上药共为细末，用水蜜各半调匀，均匀外敷，稍超出患处红肿边缘，厚度2mm，再用敷料覆盖其上，1~2日换药1次。若治疗术后丹毒，则需先用无菌敷料敷盖，并用胶带封严，然后再按上法外敷药膏。

方证分析：本方出自《龙江医派丛书·邓福树学术经验集》，为邓福树临床经验方。黄柏、栀子、大黄大苦大寒，清热泻火解毒，兼以凉血活血，故可治患处红肿热痛，或有皮下红斑、瘀斑者；蒲公英苦寒清热解毒，又能散结；姜黄辛散温通，能活血行气，通经止痛，又能防止诸药过于凉遏；木瓜善舒筋活络，有"疏导邪热外出之功"；蜂蜜为基质，软坚化滞，防止干燥，有助于诸药充分发挥活血化瘀、消肿止痛之功。

原方主治：闭合性软组织损伤（如闪挫、扭伤、肌腱劳损等）、肿疡（如痈、疽、疮、流注等）及术后丹毒属热毒蕴结，血热血瘀者。

本方辨方证要点：患处红肿热痛，皮下红斑、瘀斑。

（六）消瘀止痛膏（苦酸甘润解毒化瘀消肿止痛法）

组成：仙人掌适量　白矾适量　鸡蛋清20个

用法：上述三药混合捣成糊状，摊在纱布上，外敷患处，每日换药1次。

方证分析：本方出自《龙江医话医论集》，为王宗宸临床经验方。仙人掌苦寒，清热解毒，又能行气活血，对血肿、炎症属血瘀化热者甚宜。白矾酸寒，性善消痰燥湿、止血解毒，故对外伤局部炎症明显或肢体肿胀者较宜。鸡蛋清甘润而寒，可润肺利咽、清热解毒。临床报道，鸡蛋清可止痛消炎，防止化脓，可使炎症局限化，对早期疖肿、外伤性血肿者有效。

原方主治：外伤性瘀血血肿、炎症属血瘀化热者。

本方辨方证要点：皮下淤青血肿，肢体肿胀，患处灼热疼痛，痛处不移。

（七）止痛化瘀膏（苦寒辛通解毒化瘀止痛法）

组成：乳香3份　没药3份　大黄3份　黄柏6份　栀子6份

用法：上药共为细末，用蜂蜜调成膏状备用，用时敷于患处，每隔3天换药1次。

方证分析：本方出自《中国中医药现代远程教育》2010年第8卷第8期，为陈占魁祖传临床经验方。结合临床所见可知，膝关节骨关节炎患者症状轻重与X线片显示的骨关节退变程度之间并没有必然联系。许多医者先入为主地从骨关节退行病变入手认识治疗本病，疗效不理想即是证明。本病以中老年人最为常见，起病缓慢，患者多有明确外伤史或劳损病史，关节木僵感及间歇性跛行多见，上下台阶及蹲起活动困难，膝关节周围压痛广泛，或膝关节内侧压痛明显。故膝关节骨关节炎的发生，关键是外伤所致局部气滞血瘀，脉络痹阻。故治疗宜活血化瘀、消肿止痛。本方乳香、没药辛散温通，活血行气，消肿止痛；大黄、栀子、黄柏苦寒清热凉血，通络止痛；蜂蜜甘润调和诸药，清热解毒止痛。

原方主治：膝关节骨关节炎属气滞血瘀，郁而化热者。

本方辨方证要点：明确外伤史或劳损病史，膝关节红肿，压之疼痛。

考辨：止痛化瘀膏原有当归、白芷两味，用酒调敷，对跌打损伤、瘀肿作痛颇有效验。陈氏传人临床实践去上述两药，并改酒调敷为蜂蜜调敷，发现其祛瘀滞、止痹痛的功效更为突出。患者多在敷药1~2次后症状减轻，持续用药4~7周多数患者疼痛消失，活动功能恢复正常。故笔者研究本方以陈氏传人变动后为准。

（八）芒硝溶液（咸苦寒解毒消肿止痛法）

组成：芒硝100g

加减法：若软组织损伤或骨折局部肿胀如裂，病程在3日内者，加生栀子50g。

用法：用开水250ml溶解，再以与患处面积大小适宜的6层纱布块浸药汁漓于患处，干则更换。

方证分析：本方出自《龙江医话医论集》，为袁文彬临床经验方。芒硝咸寒，咸能软坚散结消肿，寒能清热。据袁氏所言，本方可治"乳痈初起，红肿热痛，甚则半侧胸部皆肿"者。若软组织损伤或骨折局部肿胀如裂急性期者，恐外伤伤及血脉，出现血热血瘀，故加生栀子苦寒，气血两清，消肿止痛。

原方主治：乳痈初起及其他肿疡、软组织损伤或骨折后属热毒壅盛者。

本方辨方证要点：肿疡、外伤后见局部红肿热痛。

（九）蜈蚣托毒丸（苦寒辛咸解毒通络止痛法）

组成：大黄1500g　甲珠200g　赤芍300g　当归尾300g　蜈蚣100条　连翘300g　蒲公英300g　紫花地丁300g　金银花300g　皂角刺300g　没药150g　乳香150g　甘草300g　全蝎300g

用法：上药共为细末，炼蜜为丸，每丸重5g。每次1丸，一日3次，白开水送下。

方证分析：本方出自《龙江医派丛书·白郡符中医皮肤病学术经验集》，为白郡符临床经验方。本方药物组成可分为三方面：其一，以金银花、连翘、蒲公英、紫花地丁苦甘寒清热解毒，有古方五味消毒饮之意；大黄苦寒，清热解毒，又能通腑泄热，使热毒从下而解。综合方义，甘草当为生用，亦助清热解毒。以上药物方中用量最重，约占全方诸药总重量的2/3，可知本方所治疮疡肿毒或其他疾病偏重热毒壅盛，而见五味消毒饮方证，除局部皮损红肿热痛外，可见高热、烦渴、便干、舌红、脉数等。其二，以乳香、没药、赤芍、当归尾四药活血行气、散瘀止痛。其中乳香、没药二药辛温等量运用，为古方海浮散，功可散瘀定痛、生肌收口。合以赤芍散瘀止痛，当归养血活血。故本方可治海浮散方证而见局部刺痛，痛处不移，或有皮下青紫瘀斑，或有溃疡者。其三，方用甲珠、全蝎、蜈蚣等虫类药辛咸走窜入络，攻毒散结，搜剔络脉阻滞，其中尤以甲珠走窜透达之力最强，《医学衷中参西录》言其"走窜之性无微不至""凡血凝血聚皆可开之"，合皂角刺辛温走窜以助通络脉瘀阻，止痛止痒效果较佳。故本方可治顽固性疼痛、瘙痒难除者。

原方主治：痈、疽、疮、疔、疖、肿疡、溃疡、带状疱疹后遗神经痛、银屑病属热毒壅盛，血瘀阻络者。

本方辨方证要点：局部皮损红肿灼热，刺痛，痛处不移，烦渴，便干，舌红，脉数。

（十）红花散（辛咸寒降火化瘀止血法）

组成：红花120g

用法：用童便适量炒焦，研末冲服，频频服之，以愈为度。

方证分析：本方出自《中国现代名中医医案精华（三）》，为高式国临床经验方。血崩是妇女在非经期之时，阴道突然大量下血，来势较急，血量较多，多由血瘀血热，血不循经所致。《医宗金鉴·妇科心法要诀》曰："妇人经血忽然大下不止，名为血崩，若其色紫黑成块，脘胁胀痛者，属热瘀。"故血崩常见热迫血行，下血量大不止；血热煎灼成瘀，故经血多色紫黑有块；血瘀气滞，故胁腹胀痛。故治疗宜凉血活血止血。本方以红花专入血分，性质轻扬疏达，功可活血通经；童便味咸走血，滋阴降火，消瘀止血。红花以咸寒之童便拌炒，则可制约红花偏温之性，留其活血化瘀之功；炒焦又可加强红花止血之力。研末冲服，有少量频服之意，血止即停药，不效更服，收放自如。

原方主治：血崩属血热血瘀，迫血妄行者。

本方辨方证要点：妇女非经期之时，突然下血，量大不止，色紫黑有块。

八、透热转气法类方

透热转气法指以水牛角、生地黄、牡丹皮、赤芍、白芍等凉血清热药与升麻、羌活、防风、白附子、白芷、柴胡等轻清辛散透邪药组方，具有凉血泄热、透热外达的作用，用以治疗血热郁结不解所致粉刺、雀斑、面部皮炎以及血热迫血妄行所致各种出血。代表方有升角丸、清凉饮。

（一）升角丸（咸寒辛散凉血透热法）

组成： 水牛角500g　升麻30g　羌活50g　防风50g　白附子30g　白芷30g　川芎30g　红花30g　生地黄100g　黄芩150g　甘草50g

用法： 上药共为细末，炼蜜为丸，每丸重10g。每次1丸，一日2次，白开水送服。

方证分析： 本方出自《龙江医派丛书·白郡符中医皮肤病学术经验集》，为白郡符临床经验方。方名"升角"，即明示本方要药为水牛角和升麻，全方配伍亦因此二药而大体分为两方面：其一，凉血活血，解毒清热。方中重用水牛角，其咸寒直入血分，清热凉血解毒，紧扣热在血分之基本病机。热在血分，易于耗伤阴血，故以生地黄凉血养阴；黄芩苦寒清热解毒，亦助凉血。血热煎灼，亦致血瘀，故少加川芎、红花行气活血，二药辛温，亦可防止前药过于凉遏。故对颜面潮红，局部皮损色红，灼热疼痛，或有刺痒，或有脓疱，或有瘀点、瘀斑，心烦，舌绛，脉细数者较宜。其二，辛散透达，有利于血热外散。升麻轻清升散，清解热毒，又能透热外出，为方中辛散透达之要药，其他如羌活、防风、白附子、白芷辛温走散，在重用凉血解毒药的前提下，诸药虽性温无妨，皆能上至头面，透达腠理，开泄肌肤，配合升麻使血热外散。

原方主治： 粉刺、雀斑、面部皮炎属血热炽盛者。

本方辨方证要点： 局部皮损红肿热痛，心烦，舌绛，脉细数。

（二）清凉饮（咸苦甘寒微辛微涩止血法）

组成： 犀角10g　牡丹皮10g　黄芩10g　柴胡10g　生地黄40g　炒白芍

20g　白茅根20g　血见愁20g　藕节20g　白及10g

用法：水煎取汁，少量频服，一日1剂。

方证分析：本方出自《中国现代名中医医案精华（三）》，为高仲山祖传临床经验方。热入血分而致出血，此是热毒伤及血络，当以清热解毒，凉血散瘀止血，滋阴养血为大法，正如叶天士所谓"入血就恐耗血动血，直须凉血散血"。本方实际上是犀角地黄汤加味。犀角（水牛角代）咸寒，清热凉血，清心解毒，故可治热入血分所致各种出血或斑疹，又能治疗血热所致神昏谵语等。合以生地黄甘苦寒，清热凉血，滋阴养血；牡丹皮、白芍凉血散瘀，故可治出血或斑疹色紫黑、舌质紫绛、脉细数等，共奏清热解毒、凉血散瘀之功。黄芩苦寒，清热解毒，凉血止血，为防止苦寒化燥伤及阴血，故用量较少，配少量柴胡辛散解郁，一入里凉血清热，一出外解郁畅达，有助于透热外出。白茅根甘寒，凉血止血，清热利尿，给热邪以出路。再加甘涩之藕节、血见愁、白及化瘀止血。总之，本方寓散瘀之法于凉血止血之中，合养阴于清热之内，有止血不留瘀之功。

原方主治：各种血证属热入血分者。据高仲山言，此方对呕血、咳血、肌衄效果尤佳，可供参考。

本方辨方证要点：各种出血或斑疹色紫黑，发热，舌质紫绛，脉细数。

考辨：考犀角一药现已禁用，目前医界多以水牛角作为犀角的代用品，国医大师段富津言现在虽常用水牛角代替犀角使用，但清热凉血解毒之力不及犀角的十分之一。有学者分析能够反映犀角清热和镇惊解痉作用的无机元素和氨基酸含量，发现相对于水牛角，牦牛角相应物质含量与犀角更为接近，初步研究结果表明牦牛角可作为犀角的替代品使用。又有医家主张用水牛角、紫草合用代替犀角，可供参考。又考血见愁一药，全国各地以血见愁作为药名使用的药物基原并不统一，有学者研究东北地区所用血见愁以毛茛科植物楼斗菜为多。而《中药大辞典》载血见愁作为药物正名使用的基原为藜科植物大叶藜的全草。齐齐哈尔市药品检验所经品种调查、考证和鉴别也认为正品药用血见愁应为藜科植物大叶藜的全草。本药是现代药学工作者命名的药物，目前在内蒙古、辽宁、吉林、黑龙江、青海等地常用。《东北常用中草药手册》记载血见愁甘平，止血活血，可治月经不调、崩漏、咯血、衄血、尿血、疮疡肿毒等。高仲山年轻时接受系统中医教育，处方极少应用药物冷僻别名，所用血见愁亦当为药物正名，故当为《中药大辞典》所记载者。

九、化瘀利水法类方

化瘀利水法指以当归、川芎、丹参、桃仁、红花、赤芍、牡丹皮、苏木、鸡血藤、延胡索、香附、三七、三棱、莪术、五灵脂、水蛭、穿山甲等活血化瘀药与滑石、防己、大腹皮、茯苓、通草、白茅根、商陆等利水药组方，具有化瘀利水作用的治法，用以治疗瘀血与水湿互结所致冠心病、肝硬化腹水、输卵管炎、不孕症、月经不调、痛经等病症。代表方有冠心安、加味血府逐瘀汤、蛇半汤、痛经药水、加减温经汤、化阻一号、化阻二号。

（一）冠心安（辛咸甘淡止痛安神法）

组成： 鸡血藤50g　当归50g　川芎25g　苏木50g　乌梅50g　滑石50g　代赭石40g

用法： 代赭石、滑石水飞后，再合余药，共为细末，炼蜜为丸，每丸重10g。每次1丸，早晚饭后1小时各服1次，温水送下。

方证分析： 本方出自《老中医医案选》，为张金衡临床经验方。张氏认为冠心病病机多见气滞血瘀与痰湿并存，故治疗当于行气活血之中，兼祛痰湿，临床验证收效甚佳。本方配伍分为两方面：其一，行气活血。当归、川芎为佛手散结构，二药辛散温通、活血化瘀。《医宗金鉴》称此方"逐瘀血其效如神"。鸡血藤甘温行血补血，合以苏木辛咸入血，祛瘀通经止痛，张氏言此二药相合有行气活血之功。以上活血药中当归、鸡血藤、苏木皆有甘味，活血而不伤正。故可治胸膺刺痛、痛处不移、夜间痛甚、口唇紫暗、舌紫暗，或有瘀点、瘀斑，或舌底络脉迂曲者。其二，化痰湿，利水饮。血不利则化为水，乌梅酸而能泄，善于软坚化痰；滑石甘淡利尿，使水饮从小便而出，二药相合，祛除痰湿水饮，可助以上诸药活血化瘀之力。故可治疗颜面、下肢水肿，或咳嗽痰多，苔腻者。代赭石为金石类药物，质重可重镇安神，故本方可治心怯易惊，心悸，寐差者。诸药共奏行气活血化瘀、安神养心之功。

原方主治： 冠心病属气滞血瘀，兼有痰湿或水饮者。

本方辨方证要点：胸膺刺痛，肢体肿胀，心悸，寐差，舌紫暗，苔腻。

考辨：乌梅一药，一般多以酸敛之品视之。考宋代方书以乌梅入方祛痰者甚多，如《圣济总录》五饮丸治"痰癖胁痛"，乌梅用量与方中其他药物用量相同；《局方》祛痰方用乌梅为常法。《龙江医派丛书·御医传人马骥学术经验集》临证处方掌典部分所收华山碑记丸除乌梅外，其余药物如大黄、巴豆、大戟、芫花、甘遂、皂角等几乎全是攻逐痰饮之品，则推知乌梅可能功用相似，亦具有消痰逐饮作用。现代药理研究证实，二陈汤加用乌梅能增强二陈汤的镇咳、祛痰、平喘作用。可知，乌梅确有祛痰作用，且可佐助其他化痰湿药物而增效。

（二）加味血府逐瘀汤（苦辛甘淡化瘀利水强心法）

组　成：赤芍15g　桃仁10g　当归15g　枳壳15g　生甘草10g　红花10g　柴胡15g　桔梗10g　川芎10g　川牛膝10g　琥珀粉3g（冲服）　通草15g

方证分析：本方出自《国医论坛》1986年第1期，为吴惟康血府逐瘀汤拓展运用方。吴惟康认为风湿性心脏病、充血性心力衰竭病机常见血瘀、水停二者互为因果，形成恶性循环，临床表现除心悸、胸闷、胸痛外，常见两颧紫红、口唇、手指末端发绀，下肢水肿，舌紫，脉涩等。故治疗当用化瘀利水法。胸中为心肺之宫城，本方以血府逐瘀汤为基础方，取一派苦辛之药活血行气宽胸，方仿桃红四物汤之义，用桃仁、红花、当归、赤芍、川芎养血活血；桔梗、枳壳一升一降，宽胸行气；柴胡升发清阳，川牛膝活血通经，亦是升降相因；再加琥珀活血利水安神，通草通阳利水。全方共奏化瘀利水之功。吴氏言，若经气痹阻较重，胸膺闷窒，可加沉香、檀香、香附；若夹痰浊，胸满闷痛，舌苔垢腻，可加瓜蒌、薤白、半夏；若兼有气血阴阳亏虚，分别与补气、养血、滋阴、温阳药物合用，可谓圆机活法。

原方主治：风湿性心脏病、充血性心力衰竭属水血互病者。

本方辨方证要点：颧紫，指末黯黑，下肢水肿，舌紫或有瘀点、瘀斑，脉涩或结代。

（三）蛇半汤（苦辛甘寒清利化积法）

组　成：半枝莲50g　白花蛇舌草50g　制鳖甲15g　丹参50g　车前子50g　茯苓50g　生白术15g

方证分析：本方出自《龙江医派丛书·国医大师卢芳学术经验集》，为国医大师卢芳临床经验方。卢氏认为，慢性肝炎致肝硬化腹水形成、脾大，属中医"积聚""臌胀"范畴，多为湿热之毒阻于肝脾络脉，而致气滞血瘀，积聚内生，故肝硬化、脾大；血不利则为水，又发水气内聚，故腹水形成、腹大坚满。治疗当清热解毒、活血行气、利湿化积、兼以扶正。本方重用半枝莲、白花蛇舌草清热解毒；车前子、茯苓利湿，祛有形之水；丹参、鳖甲活血通络化积；生白术健脾运湿，以扶正祛邪。从卢氏相关医案总结，临证之时，在蛇半汤基础上，亦可加王不留行、泽兰、莪术、浙贝母、夏枯草活血行气软坚，生黄芪益气利水，使湿热邪毒从下而走，血活积消而诸症消失。

原方主治：肝硬化腹水。

本方辨方证要点：腹大坚满，舌紫暗，苔白腻，脉细涩。

（四）痛经药水（辛通苦泄止痛法）

处方：延胡索 100g　五灵脂 100g　枳壳 100g　汉防己 100g

用法：上药浸于 1000g 白酒或 30% 酒精中，浸泡 1 周后，过滤备用。痛经者可于经前 1 周开始服用，亦可疼痛时临时口服 10ml。

方证分析：本方出自《北方医话》，为王秀霞临床经验方。延胡索辛散温通，为活血行气止痛之良药；五灵脂苦泄温通，善于活血化瘀止痛，为治疗瘀滞疼痛之要药；枳壳辛散行气以助活血止痛。因行气活血之品较多，故本方可治经血暗黑有块，腰腹胀痛、刺痛，痛处不移，得暖则缓，舌紫暗，脉沉弦涩者。防己性虽苦寒而善走下行，功可利水祛湿，与前药相合更能增加行气活血之力。现代药理研究表明，五灵脂、枳壳、防己均可缓解平滑肌痉挛。故本方对某些平滑肌痉挛性疼痛疗效较好，据王氏所言本方服用 15 分钟以上即可逐渐发挥作用。以上药物采用酒浸，既可增强活血止痛之效，又不必添加防腐剂，应用方便。

原方主治：痛经或其他疼痛属气滞血瘀，湿瘀互结者。

本方辨方证要点：经血暗黑有块，腰腹胀痛、刺痛，舌紫暗，脉沉弦涩。

（五）加减温经汤（温通淡渗散结止痛法）

组成：吴茱萸 10g　当归 15g　赤芍 15g　桂枝 10g　乌药 15g　茯苓 15g　牡丹皮 10g　桃仁 10g　丹参 15g　阿胶 10g　大腹皮 10g　香附 15g　红花 10g　三七

粉3g（冲服）

方证分析：本方出自《国医论坛》1986年第1期，为吴惟康临床经验方。胞宫虚寒，而致气机不畅，血行受阻，水湿留聚，导致月经不调、不孕症、输卵管炎等。故治疗当温经行气止痛、化瘀利水。本方实际以温经汤合桂枝茯苓丸加减而成，方证结构分为两方面：其一，温通补虚。方以辛通之吴茱萸、桂枝、乌药温经通阳，行气止痛，合以阿胶、当归甘润养血补虚，故可治疗冲任虚寒、气滞血瘀所致月经不调，逾期不至，小腹冷痛，久不受孕者。其二，化瘀利水。香附、桃仁、红花、三七辛散苦泄，行气活血止痛，合以丹参、赤芍、牡丹皮苦寒清热凉血，除瘀血阻滞所生之热，故可治疗瘀血阻滞化热而致舌紫暗、脉沉弦涩、唇干口燥、五心烦热者。大腹皮、茯苓辛甘淡下行利水，有助于活血化瘀之力。因本方化瘀利水药物较多，故可治疗输卵管炎症渗出，黏膜粘连，甚至阻塞不通。

原方主治：输卵管炎、月经不调、不孕症属冲任虚寒，气滞血瘀，水湿留聚者。

本方辨方证要点：月经不调，逾期不至，小腹冷痛，舌紫暗，脉沉弦涩。

（六）化阻一号（辛咸寒清热通络散结法）

组成：猫爪草50g　莪术25g　王不留行25g　水蛭5g　荔枝核25g　橘核25g　通草10g　白茅根50g　商陆10g　皂角刺15g　炮甲珠5g　炙川楝子15g

方证分析：本方为王维昌临床经验方，根据《龙江医派丛书·王维昌妇科学术经验集》所载医案结合笔者当年跟诊记录而定。输卵管炎水热互结，气滞血瘀，积于下焦，久则成癥，故本方配伍亦围绕上述病机分为三方面：其一，消肿散结。重用猫爪草，其味辛散结消肿；更加力峻之商陆消肿散结；皂角刺味辛善于穿透，能直达病所，消散肿毒。三药相合，共奏消肿散结之功，合以炮甲珠、水蛭味咸入血，性善走窜，破血消癥，消肿排脓，其力尤著。诸药相合，对于输卵管炎症渗出、积脓，黏膜粘连，甚至阻塞不通或腹部有结块者适宜。又因猫爪草善治结核类疾病，故本方对结核性输卵管炎症尤为适宜。其二，行气活血。橘核、荔枝核辛散温通，川楝子炙用苦寒之性减低，行气止痛之功仍存。王氏习称上三药为"三核"，常三药并用以行气散结止痛。王不留行、莪术辛散苦泄温通，活血行气，散结止痛。上五药以辛散温通为主，共奏行气活血之功。故可治疗本病常见之经前乳房胀痛、经行腹痛、月经紫黑、量多有块、块下痛减、下腹疼痛，或有结块、肛门坠胀等症。其三，利水清热。商陆苦寒性降，通草、白茅根甘寒利水清热，三药相合共奏利水清热之功，又可增强活血化瘀之功，故可治疗输卵管积水热象偏重者，临床可见低热起伏、烦渴、少腹隐痛或腹痛拒按、带下量多、色黄臭秽、尿赤便干、舌暗红、苔黄腻、脉弦数者。

原方主治：输卵管炎属水热互结，气滞血瘀者。

本方辨方证要点：少腹痛，发热烦渴，带下量多，色黄臭秽，尿赤便干，舌暗红，苔黄腻，脉弦数。

（七）化阻二号（辛温咸苦散寒通络法）

组成：丁香10g　木香5g　小茴香15g　川楝子（巴豆炒）15g　青皮25g　莪术25g　三棱15g　炮甲珠5g　橘核25g　荔枝核25g　茯苓25g　汉防己20g　水蛭5g　商陆10g

方证分析：本方根据《龙江医派丛书·王维昌妇科学术经验集》所载医案结合笔者当年跟诊记录所定，为王维昌《医宗金鉴》香棱丸拓展运用方。王氏认为，输卵管炎可按中医"肠覃"治疗，《内经》载肠覃之成，为"寒气客于肠外，与卫气相搏，气不得荣，因有所系，癖而内著，恶气乃起，瘜肉乃生"所致，即寒邪外侵，导致气化不利，津血运行障碍，出现气滞血瘀水停，积于下焦，久则成癥，故治疗当温经散寒、行气止痛、化瘀利水。本方为《医宗金鉴》治疗肠覃主方香棱丸加味，配伍分为两方面：其一，温经散寒，行气散结止痛。方以丁香、木香、小茴香辛温温经散寒止痛；川楝子以巴豆拌炒，此为天台乌药散制川楝子法，以大辛大热之巴豆拌炒，川楝子苦寒之性得制，行气止痛之用仍存，与辛散温通之青皮、橘核、荔枝核相合，行气散结止痛。故可治疗少腹冷痛，或坠胀、经前乳房胀痛、经行腹痛、月经后期、量少色淡有块、舌淡暗、脉沉迟者。其二，化瘀利水，兼清郁热。炮甲珠、水蛭味咸入血，性善走窜，破血消癥，消肿排脓；商陆力峻，擅长消肿散结。三药相合，对于输卵管炎症渗出、积脓，黏膜粘连，甚至阻塞不通或腹部有结块者适宜。商陆与汉防己、茯苓相合，以苦寒降泄为主，利水渗湿，可增强活血化瘀之功，又能清寒凝气滞血瘀日久所生之热，临床除少腹冷痛，月经后期，量少色淡有块等一派寒凝气血郁滞之象外，又可见带下色黄、舌苔黄腻等热象。故全方虽以温经散寒、行气止痛、化瘀利水为主，但又能兼清郁热。

原方主治：输卵管炎属寒凝气滞，血瘀水停化热者。

本方辨方证要点：少腹冷痛，经行腹痛，月经量少，色淡有块，舌淡暗，脉沉迟。

十、通络宣痹法类方

通络宣痹法指以当归、川芎、赤芍、丹参、鸡血藤、桃仁、红花、乳香、没药活血通络，或以马钱子、全蝎、蜈蚣、水蛭、乌梢蛇搜剔通络，或以羌活、麻黄、防风、细辛、天麻祛风除湿通络，或以附子、桂枝、千年健、伸筋草、威灵仙、桑寄生温经散寒通络，或以地龙、穿山龙、秦艽祛风湿清热通络，或以甘遂逐顽痰通络，具有通络宣痹止痛的作用，用以治疗风寒湿热痰瘀阻络所致头痛、痹证等。代表方有活血镇痛汤、痰厥头痛外用方、化脂消瘤汤1方、乌桂四物汤、定痛丸、参藤活络饮、除痹汤。

（一）活血镇痛汤（辛散温通镇痛法）

组成：川芎30g 桃仁10g 红花8g 羌活10g 白芷15g 全蝎10g 蜈蚣2条

方证分析：本方出自《中国百年百名中医临床家丛书·陈景河（第二版）》，为陈景河临床经验方。陈氏认为，气贵调畅，血贵流通，若气血不畅，不通则痛，此头痛之理。方中重用川芎作为主药，川芎味薄气雄，性善疏通，活血行气，祛风镇痛，为治疗头痛要药。合以桃仁、红花活血祛瘀，可治疗头痛痛如锥刺、舌紫暗者。羌活辛温燥烈，白芷芳香发散，皆能上达头目清窍，祛风散寒止痛，故可治疗头痛部位不定、遇风寒则重、舌苔白、脉弦紧者。头痛久治不愈，多有风寒伏留难除，全蝎、蜈蚣虫类药入络搜风，通络止痛，于顽固性偏正头痛甚效。

原方主治：血管性头痛及各种功能性头痛属风寒伏留，血瘀阻络者。

本方辨方证要点：顽固性头痛，部位不定，遇风寒则重，舌紫暗，苔白，脉弦紧者。

考辨：陈景河强调，本方取效关键在于重用川芎，最大者曾用至60g。考清代陈士铎《辨证录》载治头痛方如散偏汤、救破汤、芷桂川芎汤皆重用川芎1两，多于方中余药剂量数倍，为古代重用川芎治疗头痛之典型例证。现代不少医家通过临床应用散偏汤，体会到以川芎治疗偏头痛，用量在15~20g时镇痛效果并不明显，必重用至30g，镇痛效果方明显而持久。又有学者通过研讨古医书以及临床实践印证得出川芎辛燥性升，对于头痛属肝火上炎或肝阳上亢而见头痛头胀、头重脚轻、舌红苔黄、脉弦数者不宜。

（二）痰厥头痛外用方（峻逐痰瘀通络止痛法）

组成： 甘遂10g　甘草50g　生水蛭10g　细辛5g

用法： 上药共为细末，和入面粉少许，以30度白酒调成糊状，分摊于多个布块上，外敷于双侧太阳、通天、风池、百会等穴处，重者可将头发剃光外敷全头部。无刺激感觉时可连续敷24小时，隔2~3日用药1次。

方证分析： 本方出自《龙江医话医论集》，为刘祥发临床经验方。刘氏认为，痰厥头痛由痰积阻络，血瘀不行，痰血胶结，不通则痛所致，临床表现为顽固性头痛，兼有头昏头胀，颜面晦暗垢腻，肢体倦怠沉重，舌苔灰白而润，脉沉。故治疗当祛痰化瘀、通络止痛。方以甘遂力峻，可祛经络中顽痰；甘草与甘遂相反，取二者相杀互争之力，增强祛痰化瘀之效。水蛭虫类入络，化死血老痰。细辛辛窜通窍止痛，为治头痛要药，又善透达，引诸药入内达于病所。

原方主治： 痰厥头痛。

本方辨方证要点： 顽固性头痛，头昏头胀，肢体倦怠沉重，舌苔灰白而润，脉沉。

（三）化脂消瘤汤1方（甘润辛通苦泄通络宣痹散结法）

组成： 何首乌15g　鸡血藤15g　菟丝子12g　桃仁6g　红花9g　乳香6g　桑寄生20g　秦艽9g　千年健10g

方证分析： 本方出自《中国百年百名中医临床家丛书·陈景河（第二版）》，为陈景河临床经验方。脂膜炎临床表现多见皮下结节，大小不一，日渐增大，舌苔白腻，脉沉弦，故陈氏按中医"痰核"论治，认为风湿外侵，影响气血津液运行，造成痰湿血瘀，日久郁滞成核是本病基本病机。故治疗当祛风除湿、消痰活血。因本病多兼肢体痹痛，活动受限，故治疗兼补肝肾，益精血。方以秦艽、千年健、桑寄生散中有补，祛风除湿消痰，活络止痛, 补肝肾, 强筋骨; 鸡血藤、桃仁、红花、乳香补中有行, 补血活血, 行气止痛; 再以何首乌、菟丝子甘润补肝肾, 益精血, 扶正以祛邪。

原方主治: 脂膜炎属风湿羁留, 痰瘀互结, 痹阻经脉者。

本方辨方证要点: 脂膜炎见皮下结节, 肢体痹痛, 活动受限, 舌苔白腻, 脉沉弦。

(四) 乌桂四物汤 (甘咸辛温通络宣痹止痛法)

组成: 当归15g 川芎9g 赤芍12g 熟地黄12g 桂枝12g 乌梢蛇9g 炙附子6g 甘草6g

加减法: 若患处痛如锥刺者, 加苏木6g; 病久形成骨痹, 腰痛甚者, 去炙附子, 加乳香6g、没药9g、丹参15g、苏木6g。

方证分析: 本方出自《老中医经验汇编 (第一集)》, 为郑侨临床经验方。风寒湿侵入肌表, 深入经络, 气血失和, 而成风寒湿痹。寒性收引凝滞, 故风寒湿痹偏于寒盛者, 临床表现多见肢体关节疼痛, 痛有定处, 疼痛较剧, 遇寒痛甚, 得热痛减, 关节不可屈伸, 局部皮色不红, 扪之冷凉, 舌苔白, 脉弦紧。故治疗当温经散寒活血、祛风除湿。方中当归、川芎、赤芍、熟地黄为四物汤结构, 补中有散, 养血活血, 通经活络; 桂枝温经通脉, 调和气血; 乌梢蛇甘咸而温, 善行数蜕, 如风之善行数变, 内走脏腑, 外彻皮肤, 透骨搜风, 专于祛风湿、通经络; 炙附子辛热回阳, 温肾逐风寒湿; 炙甘草和中缓急止痛。若病程日久, 络脉瘀阻, 服药难以速效, 因炙附子有毒不可久服, 故去之, 加乳香、没药、丹参、苏木, 即合入活络效灵丹结构, 加大活血通络止痛力度。

原方主治: 风寒湿痹偏于寒盛者。

本方辨方证要点: 肢体关节痛有定处, 疼痛较剧, 遇寒痛甚, 得热痛减, 关节不可屈伸, 舌苔白, 脉弦紧。

(五) 定痛丸 (辛散温通通络宣痹止痛法)

组成: 制马钱子500g 天麻200g 杜仲200g 木香200g 䗪虫400g 乳香300g 没药200g 防风200g 麻黄200g 羌活200g

用法: 上药共为细末, 炼蜜为丸, 每丸重2.5g。每次1丸, 一日3次, 黄酒送下。

方证分析：本方出自《龙江医派丛书·白郡符中医皮肤病学术经验集》，为白郡符临床经验方。风寒湿痹，关节筋脉外伤、劳损属寒凝血瘀偏重者，多见关节筋脉刺痛，痛势较剧，痛处不移，遇寒加重，局部可见紫暗瘀斑或肿胀，舌紫暗，脉沉弦涩，用一般祛风散寒之品治疗往往效果不明显。故本方重用马钱子为主药，散结通络止痛，用治顽麻痹痛往往有效。张锡纯言此药"开通经络，透达关节之力，实远胜于他药也"。配合羌活、麻黄、防风、天麻辛散祛风散寒，除湿通络。乳香、没药、木香辛通，活血行气，散瘀消肿，合以䗪虫入络搜剔，通络止痛。杜仲甘温，补肝肾，强筋骨。方中主药马钱子性虽苦寒，但通络止痛之力甚强，加之定痛丸方中羌活、麻黄、防风等辛温发散，乳香、没药、木香等辛散温通，于寒凝血瘀偏重之病机并无妨碍。诸药标本兼顾，共奏散寒祛风通络、活血行气止痛之功。

原方主治：风寒湿痹，挫伤，扭伤，跌打损伤，韧带劳损属寒凝血瘀偏重者。

本方辨方证要点：关节筋脉刺痛，痛势较剧，遇寒加重，久治不愈，舌紫暗，脉沉弦涩。

考辨：制马钱子为通络止痛、散结消肿良药，临床应用广泛。考安徽省名医吴香山祖传经验方宝寿丸方重用油炸马钱子粉1000g，远超另外两药地龙和血竭药量之和（150g），应用临床治疗慢性骨髓炎、血栓闭塞性脉管炎、筋骨关节顽麻痹痛疗效良好，药理研究也证实该方具有显著镇痛及抑制肉芽组织增生的作用，足以证明马钱子通络止痛、散结消肿之功。

马钱子有大毒，必须经砂烫或油炸减毒后方可入药，本方所用即为制马钱子。故本方不可长服久服，服用时间较长者需定期复查血象和肝肾功能，当出现轻度舌麻、抽搐、肌肉跳动时应立即减量或停药，以防中毒。若马钱子过量中毒，宜卧床勿动，灌以冷茶水或用甘草60g或绿豆60g煮汤，毒性可渐解；若中毒严重时，出现抽搐、肢体颤动、惊厥、呼吸困难，甚至昏迷，则需入院救治，治疗措施包括洗胃，给予活性炭，用地西泮或苯巴比妥镇静，呼吸支持以及对症治疗。

（六）参藤活络饮（甘辛温补益通络宣痹止痛法）

组成：党参50g 鸡血藤50g 桂枝15g 威灵仙25g 红花15g

加减法：下肢较重者，加川牛膝；上肢较重者，加通络除湿之桑枝；寒盛者，加淫羊藿。

方证分析：本方出自《老中医医案选》，为赵掖生临床经验方。临床所见末梢神经炎多由感寒或过服呋喃类药物所致，主要表现为肢体凉麻疼痛，活动不利，遇冷尤甚。故赵氏据"正气存内，邪不可干"和"痹在脉则血流不畅"理论拟定本方。方以党参、鸡血藤甘温补气养血以扶正。鸡血藤、红花活血祛瘀，舒筋活络；威灵仙辛散温通，味咸散结，通经止痛以祛邪。桂枝温经通脉而达四肢，散寒止痛。诸药共奏通经活络、扶正止痛之效。若上肢较重者，加桑枝横行手臂，通络除湿；下肢较重者，加川牛膝性善下行，引药直达病所；寒盛者，加淫羊藿温阳散寒。

原方主治：末梢神经炎属气血两虚，寒凝血瘀者。

本方辨方证要点：末梢神经炎见肢体凉麻疼痛，活动不利，遇冷尤甚。

（七）除痹汤（辛咸寒祛风除湿清热宣痹法）

组成：川牛膝20g 地龙20g 穿山龙20g 鸡血藤20g 桃仁15g 红花15g 黄柏15g 威灵仙20g 伸筋草20g 桂枝10g 桑寄生15g 䗪虫10g

方证分析：本方出自《哈尔滨医药》1984年第4卷第1期，为常广丰临床经验方。风湿性关节炎多为外感风湿，从阳化热，流注于关节肌肉，表现为风湿热痹者，临床多见关节红肿热痛，或有游走性疼痛，或有发热，口干，舌红，苔黄腻，脉数。故治疗宜祛风湿清热、活血通络。本方以地龙、穿山龙性寒清热，又善祛风除湿、通经活络，为治疗关节红肿疼痛、屈伸不利之风湿热痹的常用药对。辅以威灵仙、伸筋草辛散温通，走而不守，祛风湿；黄柏、川牛膝清热燥湿，引湿热下行自小便而出；"治风先治血，血行风自灭"，故以鸡血藤补血活血，桃仁、红花、䗪虫逐瘀通经，少加桂枝温通经脉，助行气血；桑寄生苦甘，既能祛风湿，又能补肝肾、强筋骨，扶正以祛邪。

原方主治：风湿性关节炎属风湿热痹者。

本方辨方证要点：关节红肿热痛，脉数，舌苔黄腻，西医检查红细胞沉降率加快。

十一、温热驱寒法类方

温热驱寒法指以火硝、硫黄、胡椒、荜茇、细辛、川乌、草乌、麻黄、肉桂等温热之品组方，或合入行气活血通络药，具有温热驱寒作用的治法，用以治疗阴寒痼冷，经脉凝滞病症。代表方有三叉Ⅱ号、复位汤、外用握药方、石硫黄方。

（一）三叉Ⅱ号（辛温散寒通络止痛法）

组成：荜茇50g　细辛5g　川芎50g　炙川乌10g　苍耳子15g

加减法：若一支疼痛，加防风25g；二支疼痛，加高良姜15g；三支疼痛，加藁本15g；一、二、三支联合疼痛，加白芷50g；恶心、纳呆，加半夏15g；身畏风寒，加羌活25g。

方证分析：本方出自《龙江医派丛书·国医大师卢芳学术经验集》，为国医大师卢芳临床经验方。卢芳认为，原发性三叉神经痛即排除颅内肿瘤、炎症、血管畸形等病变引起者，临床所见寒型三叉神经痛以外感寒邪者多见，单纯阳虚内寒导致者极少。寒型三叉神经痛多在秋冬季节发病，常因风冷刺激诱发，疼痛发作时畏惧寒冷，疼痛性质多呈掣痛，可伴有面色㿠白，手足不温，大便稀溏，小便清长，舌质淡嫩，苔薄白，脉沉迟等。治疗以温经散寒为主，佐以通络止痛。本方中以川芎为主药，取其辛窜，祛风散寒；辅以川乌、细辛辛温搜风逐寒；佐以荜茇、苍耳子芳香通络，散寒止痛。五药相合，内外风寒皆可祛除。若一支疼痛，属足太阳膀胱经循行部位，故加防风为使；若二支疼痛，属手太阳小肠经和手少阳三焦经循行部位，故加高良姜为使；若三支疼痛，属手阳明大肠经循行部位，故加藁本为使；若一、二、三支联合疼痛，属足少阳胆经和足阳明胃经循行部位，故加白芷为使。上述使药皆有引药归经、祛风散寒的作用。根据卢氏临床经验，连续服用本方两周左右多可获效。

原方主治：寒型原发性三叉神经痛。

本方辨方证要点：疼痛多由风冷刺激诱发，发作时畏寒，多为掣痛，大便溏薄，小便清长，舌淡嫩，苔薄白，脉沉迟。

（二）复位汤（苦辛散寒化积止痛法）

组成：当归20g　赤芍15g　丹参25g　延胡索25g　没药15g　卷柏25g　马鞭草25g　土鳖虫15g　制草乌10g　炙水蛭5g　三棱15g　莪术25g　生麻黄10g　橘核25g　荔枝核25g　官桂10g　三七粉2g

　　方证分析：本方为王维昌临床经验方，根据《龙江医派丛书·王维昌妇科学术经验集》所载医案结合笔者当年跟诊记录所定。子宫内膜异位症常导致持续加重的盆腔粘连、痛经，导致患者不孕率高达40%，西医治疗效果不够理想。王氏认为子宫内膜异位症病机以寒凝血瘀为主，多与患者新产（剖宫产或人流）后或经期感受风冷或宫、腹腔镜操作过多有关。寒凝血瘀，故见经行少腹疼痛难忍、拒按；"积之始生，得寒乃生"，寒凝血瘀，聚湿生痰，痰瘀互结，"著而不去"，日久成积，导致子宫腺肌病。该病之"寒"为沉寒痼冷，一般温阳散寒药物难以为功，沉疴痼冷为因；寒凝血瘀，经行腹痛，甚至痰瘀互结所生之"寒积"——子宫腺肌病为果。而且，寒凝血瘀，痹阻胞脉，不在胞宫，因此所见痛经难以随血下而痛减，甚至进行性加重。故王氏强调治疗子宫内膜异位症不可简单活血化瘀，应以温经散寒、通络止痛贯彻始终，血得温则行，血活痛自消，瘀化积渐除。该病临床表现多与月经周期密切相关，应分期论治。月经前一周开始至经期结束，治以少腹逐瘀汤加减，可使痰瘀顺势外排；经后痰瘀外排，沉寒仍存，方才改用复位汤，有"孤邪"之意。本方以草乌、麻黄辛热除沉寒痼冷，当归、赤芍、丹参、延胡索、没药、卷柏、橘核、荔枝核、三棱、莪术苦辛行气活血散结，再加土鳖虫、三七、炙水蛭通络止痛，"寒积"自化。方名"复位"，即除异位子宫内膜组织之意，临床应用屡有效验。

　　原方主治：子宫内膜异位症属沉寒痼冷，痹阻胞脉者。

　　本方辨方证要点：经行少腹冷痛拒按，下血不减，平素畏寒，手足厥冷，舌紫，脉弦紧。

（三）外用握药方（辛热温里散寒止痛法）

　　组成：火硝10g　铅丹5g　枯矾10g　白胡椒5g

　　用法：共为细末，以醋调之，握于手心按脐上，令其汗出。

　　方证分析：本方出自《老中医医案选》，为尹凤亭临床经验方。阴寒腹痛入房受寒易发，多为绞痛，痛势较剧，或腹中起结块，喜暖，痛处拒按，或伴外阴痉挛收缩，或伴呕吐泄泻，舌淡暗，苔白腻，脉沉紧。治疗当温里通阳散寒。故以火硝、白胡椒辛热，温里散寒止痛；铅丹辛咸入血分，化瘀散结止痛；枯矾消痰燥湿。上药为末以醋调之，醋味虽酸，但性散，"最能散结气，行滞血"，可助以上诸药之力。药末手握，外敷脐部，可使药力直达病灶，迅速发挥温里散寒止痛之效。外敷后汗出，为气血调和，阴寒渐去之佳兆，见此腹痛当渐愈。

原方主治：阴寒腹痛。

本方辨方证要点：腹痛如绞，痛势较剧，喜暖拒按，舌淡暗，苔白腻。

（四）石硫黄方（温热补虚法）

组成：石硫黄5g　续断6g　杜仲6g

用法：共为细末，分10次服，一日1次，之后逐渐加量。

方证分析：本方出自《中国现代名中医医案精华（三）》，为钟育衡临床经验方。虚劳病真阳虚衰，阴寒内盛者临床表现多见畏寒肢冷，或腰以下寒冷彻骨，加盖衣被后亦不能缓解，头晕耳鸣，面色青白，舌淡，脉微，结婚多年无子，用大量附子、肉桂、鹿茸等药治疗无效。钟氏经验，此类患者改服石硫黄得法，可收良效。本方以石硫黄为主药，峻补真阳；辅以续断、杜仲甘温而辛，甘温补肝肾，辛能通经络，如此有补有通，真阳得复，寒盛可除。

钟育衡言服用硫黄必须从小量开始，逐渐增量，以免过量中毒，如开始每日服0.5g，连服10日后每日2g，再服后每日5g。石硫黄不可入煎，研末服用为宜，此药气味特殊，服后大便稍稀，此为正常药后反应，不足为虑。

原方主治：虚劳病属真阳虚衰，阴寒内伤者。

本方辨方证要点：长期畏寒肢冷，舌淡，脉微，结婚多年无子，用大量附子、肉桂、鹿茸等药治疗无效。

考辨：考石硫黄一药，系指采集含硫矿物未经提炼加工，杂质较多者，硫含量较低。目前临床所用硫黄为天然硫黄矿的提炼加工品。历代本草文献石硫黄、硫黄混称，二者本为一物，可以互用。一般认为天然硫黄含砷量较高，不宜内服，内服需用硫黄炮制过者，且不宜过量或久服，以免引起砷中毒，目前以豆腐制硫黄最为常用。但自张锡纯《医学衷中参西录》载用生硫黄内服治验后，亦有不少现代医家重用生硫黄内服治疗久寒痼冷取效者，体会到硫黄性温热下达，药力缓和而持久，可深入脏腑经络乃至骨髓，温阳散寒，治疗不孕不育、痹痛、久泻属沉寒痼冷所致者，疗效非一般温补药所及，不可畏其毒而弃之不用，或泥于限量而难以取效。

十二、扶正排毒法类方

扶正排毒法指以人参、黄芪、白术、茯苓、山药、肉桂、菟丝子、熟地黄、淫羊藿、补骨脂等温润补益脾肾为主组方，或配合益母草、萹蓄、瞿麦、玉米须利湿解毒，或配合大黄、黄连、草果、半夏开泄湿浊化毒，或配合金银花、连翘、浙贝母清热解毒，或配合当归、丹参、赤芍、桃仁、红花、乳香、没药活血以化瘀毒，具有补脾益肾、扶正排毒的作用，用以治疗慢性肾炎、慢性肾功能衰竭所见脾肾两虚，湿瘀互结，化热生毒者。代表方有健脾温肾汤、肾炎清补方、参地补肾方。

（一）健脾温肾汤（甘温苦辛法）

组成： 益母草100~200g　党参25g　黄芪25g　生山药50g　补骨脂50g　肉桂20g　白术20g　茯苓20g

加减法： 水肿严重，加大腹皮、玉米须；尿少尿闭，加泽泻、猪苓；呕吐不止，加半夏、生姜、陈皮；脘腹胀满，加莱菔子、木香；食欲不振，加砂仁、白豆蔻；腰背酸痛，加杜仲、续断；畏寒肢冷，加巴戟天、附子；神疲肢倦重用党参、黄芪，亦可用人参。

方证分析： 本方出自《北方医话》，为张世英临床经验方。张氏认为慢性肾炎病久合并尿毒症时多可见脾肾阳虚、水湿泛滥证候，临床表现为颜面四肢水肿，按之凹陷，手足不温，恶心呕吐，小便短少，舌淡嫩，脉沉细无力。故治疗当健脾温肾。方以党参、炒白术、生黄芪、生山药、茯苓甘温健脾益气，利水消肿；合之补骨脂、肉桂温肾暖脾以治其本。水肿久病多见水瘀交阻者，故张氏强调本方必须重用益母草100~200g苦泄辛散，活血通经，利水消肿。若水肿严重，尿少尿闭，则加大腹皮等渗利之品；若呕吐、食少、腹胀，此为脾虚水停、脾胃升降失常所致，故据证相应加以和胃降逆、醒脾开胃、行气除满诸药；腰背酸痛，加杜仲、续断甘温补肾强骨；畏寒肢冷，阳虚明显，加巴戟天、附子增大温阳之力；神疲肢倦，气虚较重，加党参、黄芪。据张氏本方加减法和应用本方验案推测，本方所治水肿可能多为肾源性水肿。

原方主治： 慢性肾炎合并尿毒症属脾肾阳虚，水湿泛滥生毒者。

本方辨方证要点：颜面四肢水肿，手足不温，恶心呕吐，小便短少，舌淡嫩，脉沉细无力。

考辨：关于益母草的利尿作用，朱良春认为益母草用至60~75g时效果较明显，用至90~120g时效果更佳。益母草除可利水消肿外，尚能清热解毒，故可用于急性肾炎邪毒内侵而伤肾致肿者，又此药兼有活血、利水作用，对慢性肾炎久病肾气亏虚，络脉瘀阻，气化不行，水血同病之水肿亦适宜。上述内容恰可作为健脾温肾汤重用益母草之阐释。考益母草有缩宫、利尿、抗炎镇痛、改善血液流变学、改善微循环、减轻缺血再灌注损伤、改善前列腺增生、抗癌等作用，有广泛的临床应用价值。药理研究表明，益母草可作为一种作用和缓的保钾利尿药使用。但近年关于益母草导致肾毒性以及其他不良反应的报道屡屡出现，益母草毒性研究表明，益母草毒性随炮制工艺、用药剂量以及时间长短、基原不同而各异，但并未明确益母草毒性的物质基础，有待进一步研究为临床应用提供佐证。

（二）肾炎清补方（补通清利法）

组成：萹蓄60g　瞿麦30g　玉米须60g　黄芪100g　当归10g　金银花12g　浙贝母6g　天花粉12g　乳香6g　没药6g　皂角刺3g　生椿皮60g　乌梅炭10g　白及10g　三七10g　菟丝子30g

方证分析：本方出自《中国百年百名中医临床家丛书·陈景河（第二版）》，为陈景河临床经验方。陈氏提出，慢性肾炎多见脾肾两虚，湿瘀化毒者，临床表现为血尿，蛋白尿，水肿，倦怠乏力，腰酸腰痛，舌淡暗，苔白腻或罩黄，脉沉细无力。治疗肾病重在以补益脾肾为主，清利排毒为辅，寓通利于补益之中，同时参考现代药理研究成果确定用药。故方以炙黄芪甘温补气健脾升阳、利水消肿，重用至100g，有利于发挥其升阳摄精之功，从而消除蛋白尿。药理研究表明，黄芪对肾脏有明显的保护作用，本方用于慢性肾炎甚为适宜。菟丝子辛甘而润，禀气平和，能补肾益精、阴阳双补、滋而不腻、补而不峻。萹蓄、瞿麦、金银花、浙贝母清热解毒，利水通淋，可减轻肾炎水肿。玉米须除利水消肿作用外，药理研究表明还能降低尿蛋白，临床研究发现玉米须对治疗肾炎水肿疗效确切，故陈氏亦重用以突出其药力。天花粉清热生津，以防过于通利伤阴。乳香、没药苦泄辛散，合以皂角刺、当归散瘀通经解毒，此四药与上述清热解毒、利水通淋药合用，可减轻慢性肾病变态反应性炎症程度，改善肾功能。生椿皮、乌梅炭、白及、三七化瘀止血，有利于消除血尿。全方共奏补气摄精、清热利尿、化瘀排毒之效。

原方主治：慢性肾炎血尿或蛋白尿属脾肾两虚，湿瘀化毒者。

本方辨方证要点：慢性肾炎血尿或蛋白尿伴见倦怠乏力，腰酸腰痛，舌淡暗，苔白腻或罩黄，脉沉细无力。

（三）参地补肾方（温润苦辛开泄法）

组成：人参15g　白术15g　茯苓15g　菟丝子15g　熟地黄15g　淫羊藿15g　黄连10g　大黄7g　草果10g　半夏15g　桃仁15g　红花15g　丹参20g　赤芍15g　甘草15g

方证分析：本方出自《张琪临床医学丛书·张琪方药传薪》，为国医大师张琪临床经验方。慢性肾功能衰竭失代偿期及肾功能衰竭期，体内毒素物质潴留增多，临床表现为面色萎黄或苍白，头晕，倦怠乏力，气短懒言，口唇色淡，腰膝酸软，腹胀呕恶，口中秽味，舌淡紫，苔白黄厚腻，脉沉滑或沉缓等，多属脾肾两虚，阴阳俱伤，湿浊毒邪内蕴，血络瘀阻。故本方以人参、白术、茯苓、炙甘草甘温合用，取四君子汤益气健脾之意，助气血生化之源。菟丝子、熟地黄甘润补肾益精养血，阴阳兼顾。大黄、黄连合草果、半夏解毒泄热化浊。大黄一药清血分之热，解血分之毒，对降低血中尿素氮、肌酐等蛋白质代谢产物，缓解临床症状，保护残存肾功能有一定疗效；草果在辛开湿浊药中属首选药物，此药辛温燥烈，善除脾胃之寒湿，血肌酐氮质潴留湿毒内蕴，非此辛温燥烈之品不能除。瘀血既是肾功能衰竭的病理产物，同时又是致病因素，使病机复杂，迁延难愈，故用桃仁、红花、丹参、赤芍活血化瘀。

原方主治：慢性肾功能衰竭失代偿期及肾功能衰竭期属脾肾虚衰，湿毒内蕴，血络瘀阻者。

本方辨方证要点：慢性肾功能衰竭见头晕乏力，气短懒言，腰膝酸软，腹胀呕恶，舌淡紫，苔厚，脉沉滑或沉缓。

考辨：考本方实际为《全国著名老中医临床经验丛书·张琪临床经验辑要》慢性肾功能衰竭证治体会条下湿浊蕴热、络脉血瘀、脾肾两虚、阴阳俱伤诸证治方的综合，方中补脾肾，化湿浊，解毒活血诸法皆备，取法隐隐有仲景泻心汤、王清任解毒活血汤、吴又可达原饮之意，消补兼施，正邪兼顾，补得消则补而不滞，消得补则泄浊益彰，扶正不留邪，祛邪不伤正。张氏临床屡用此方取效明显，治疗慢性肾功能衰竭多以此转危为安，可明显延缓病势进展，属氮质血症期者大多可以达到临床缓解。

十三、温润补虚法类方

温润补虚法指以熟地黄、肉苁蓉、淫羊藿、菟丝子、鹿角胶、紫河车、何首乌、枸杞子、山茱萸、阿胶、龟甲胶、山药等补肾填精药与人参、黄芪、白术、茯苓等补气药组方，具有补脾（胃）益肾、温润补虚的作用，用以治疗气血阴阳虚损所致肾病综合征、慢性粒细胞白血病、萎缩性胃炎、阳痿、早泄、小儿发育不良等病症。代表方有返春丹、补血汤、温肾方、复元固本汤、扶阳生血汤、河车匡羸丸。

（一）返春丹（温肾填精扶阳法）

组成： 何首乌50g　熟地黄25g　枸杞子25g　冬虫夏草10g　淫羊藿25g　丹参50g　巴戟天25g　肉苁蓉25g　五加皮25g　山茱萸25g　黄芪500g

用法： 先以水煎黄芪3次，去滓取汁，加热浓缩至原来一半量，再纳群药，煎至无汤为度，然后晒干共为细末，蜜丸重15g，每服1丸，每日早、晚服。

方证分析： 本方出自《中国现代名中医医案精华（三）》，为杨书章临床经验方。杨氏认为，阳痿多由肾阳虚衰，命门火衰所致，临床兼见面色少华，少寐多梦，神疲神倦，舌淡苔薄，脉寸关缓，两尺独弱。治疗当温补命门、益肾扶阳。故本方以何首乌、枸杞子、熟地黄、肉苁蓉、冬虫夏草温润填精扶阳，辅以淫羊藿温肾壮阳固精。前阴乃宗筋之所聚，气血充足，宗筋强健，阴茎自可正常兴举，故以五加皮强壮宗筋功能。杨氏认为，督脉总督诸阳，故用丹参直充督脉而健神，从而振痿固精；而重用黄芪，其妙在补益元阳。此义过于玄奥，其实气为血帅，气虚而致瘀，脉络瘀阻，气血难充阳道，宗筋弛张失度，导致阳痿早泄，故重用黄芪大补元气，丹参活血化瘀，两药合用，共奏补气活血、化瘀通络之功，使气血和畅，周流全身，亦有助于以上诸药药力达于前阴。现代医家确有运用补气活血法治疗阳痿有效的临床实践，可为上述解释提供临床佐证。此类患者舌脉可能并无明显血瘀迹象，黄芪、丹参仍可用之，经云"无者求之"即是此意也。

原方主治：阳痿、早泄属肾阳亏虚，命门火衰证。

本方辨方证要点：阳痿、早泄见舌淡苔薄，脉两尺独弱。

（二）补血汤（温肾生精益气养血法）

组成：炙黄芪50g　生晒参15g　枸杞子25g　龟甲胶15g　当归20g　炒枣仁25g　桑椹25g　阿胶15g　旱莲草50g　炙鱼鳔15g　鹿茸粉4g

方证分析：本方为王维昌临床经验方，根据《龙江医派丛书·王维昌妇科学术经验集》所载医案结合笔者当年跟诊记录所定。王氏认为，阴血为水谷之精气，由脾胃生化，总统于心，藏之于肝，宣布于肺，再经肾气蒸化始成，故临床补血不可拘泥于滋阴养血，一派阴柔，但也不可妄用温燥，耗伤阴血，而是以温润补虚之法一以贯之，方有阴生阳长、气旺血生之效。本方取法龟鹿二仙胶加味。王氏指出，只有质重味厚的"血肉有情之品"才能有效发挥"栽培身内之精血"的作用，故补血汤用"三胶"补血，"三胶"即龟甲胶、阿胶、鱼鳔胶，皆为甘咸滋补之妙品，再用鹿角胶共成任督并补之格局，配合枸杞子、旱莲草、当归、桑椹、酸枣仁温润填精养血。王氏常言："有形之血不能速生，无形之气所当急补"，故方中亦配合黄芪、人参益气补虚，合以上述温润填精诸药，共奏气旺血生之功。又，肾为先天之本，为五脏维持正常生理活动之动力源泉，故王氏于方中加鹿茸粉温肾助阳，调动周身生血之能，可谓本方点睛妙笔。临床证实，应用上法1周以上，患者即可精神振作、面色转见红润；继续应用上法1个月左右可收显效。

原方主治：各类贫血属脾肾亏虚，精亏血少者；乳腺增生病属精亏血少，由虚生滞者。

本方辨方证要点：面色无华，少气懒言，肢倦腰痛，爪甲不荣，舌质淡白，脉细弱。

（三）温肾方（阴中求阳温肾益胃法）

组成：熟地黄150g　牡丹皮75g　山茱萸100g　茯苓75g　山药100g　泽泻75g　肉桂30g　五味子75g　人参75g　白术60g　砂仁50g　生麦芽100g

用法：上药共为细末，炼蜜为丸，每丸重15g。每次1丸，一日3次。

方证分析：本方出自《北方医话》，为栗德林临床经验方。栗氏认为，肾为先天之本，脾为后天之本，肾阳虚，不能温煦脾阳，脾失健运，亦可致萎缩性胃炎，临床表现除纳少，食后胃胀等，尚可见小便余沥不尽，倦怠乏力，畏寒肢冷，舌苔灰白而滑，脉沉细无力。故治先天、温肾阳是治愈萎缩性胃炎属肾阳虚者的关键。张景岳言："善补阴者，必于阴中求阳，则阳得阴助而生化无穷。"故本方以熟地黄、山茱萸、山药、茯苓、泽泻、牡丹皮组成六味地黄丸结构。在此基础上，少用甘辛热之肉桂以"微微生火"，加五味子酸敛使肾阳补而不失。辅以人参、白术甘温健脾益气；砂仁芳香醒脾开胃；生麦芽消食化滞，以助运化。诸药共奏阴中求阳、温肾暖脾之功。

原方主治：萎缩性胃炎属肾阳虚者。

本方辨方证要点：萎缩性胃炎见纳少，食后胃胀，伴见畏寒肢冷，倦怠乏力，舌苔灰白而滑，脉沉细无力。

（四）复元固本汤（阴中求阳温肾益脾化气法）

组成：生地黄15~20g　山茱萸15g　炒山药15~25g　茯苓20~50g　人参10~15g　炙黄芪15~30g　牡丹皮15g　菟丝子15g　枸杞子15g　五味子10g　制附子5g　嫩桂枝10g。

加减法：若小便短少，加泽泻、地肤子、车前子，以通利小便；若泄泻，加白术、薏苡仁健脾止泻；若腰部酸软，加桑寄生、续断补肾强腰；若腰部胀痛，或刺痛，或舌淡紫者，加川牛膝、桃仁、丹参、延胡索化瘀止痛。

方证分析：本方出自《龙江医派丛书·御医传人马骥学术经验集》，为马骥临床经验方。马氏临床观察到肾病综合征患者均以腰酸乏力、头晕耳鸣、尿少水肿为主要表现，认为本病病本在于肾气不足。肾主水，司开阖，肾气不足，开阖失职，肺之通调水道、脾之健运皆受影响，故致尿少水肿。肾主骨，为作强之官，肾气虚，故腰酸乏力。肾气衰微，既不能固摄精微，不能温煦脾土，脾气不升，故精微外泄，而见蛋白尿，由此肾气益虚，形成恶性循环，经久不愈。临床发现当水肿消减后，脾肾气虚更为明显，表现为面色萎黄，或晦暗，少气乏力，腰膝酸软，眩晕耳鸣，食少腹胀，或便溏，或下肢水肿，小便不利，舌质淡，苔白腻，脉弱，或沉滑少力，尺部尤甚。故治疗当补肾固本、健脾益气。方以金匮肾气丸化裁，方以生地黄、山茱黄、山药、牡丹皮、茯苓组成六味地黄丸结构，合以菟丝子、枸杞子、五味子甘润酸敛补肾填精。少加附子、桂枝温阳补肾，蒸精化气，此为"阴中求阳"以温肾化气之意。更加人参、黄芪甘温健脾益气升阳，合之山药、茯苓健脾淡渗。本方黄芪用炙，重在补脾益气；山药用炒，则为偏重收涩精微之意；桂枝用嫩者，则是取其生发之性更强，有利于阳生阴长。加减法中，小便短少用泽泻等淡渗利水；泄泻为脾气虚甚，加白术、薏苡仁健脾止泻；腰为肾之府，腰部酸软，故加桑寄生、续断补肾强腰。以上皆为加减常法。马氏认为肾病综合征多有热毒致瘀，气滞血瘀，水瘀互患，久病成瘀，久病入络等病机，且本病患者多长期应用激素后方求中医诊治，亦常见激素致瘀病机，故治疗本病要注意活血化瘀，若见腰部胀痛，或刺痛，或舌淡紫者，尤须注意加用川牛膝、桃仁、丹参、延胡索等活血行气之品。

原方主治：肾病综合征属脾肾气虚证。

本方辨方证要点：肾病综合征水肿消减后见腰酸乏力，头晕耳鸣，尿少水肿，食少腹胀，舌质淡或淡紫，苔白腻，脉弱，或沉滑少力，尺部尤甚。

（五）扶阳生血汤（气血阴阳俱补法）

组成：北沙参100g　天冬20g　当归20g　白芍50g　生地黄30g　丹参25g　黄精30g　菟丝子30g　何首乌30g　女贞子30g　旱莲草30g　阿胶20g　龟甲胶10g　鹿角胶10g　黄芪50g　生龙骨20g　生牡蛎20g

方证分析：本方出自《中国百年百名中医临床家丛书·陈景河（第二版）》，为陈景河临床经验方。慢性粒细胞白血病属中医"虚劳"范畴，多见气血阴阳俱虚者，临床表现为明显贫血征象，面色㿠白，倦怠乏力，头晕目眩，心悸气短，动则汗出，夜寐多梦，语声低微，腰膝酸软，月经量少，舌质淡白，脉细弱。张景岳言："善补阳者，必于阴中求阳，则阳得阴助而生化无穷；善补阴者，必于阳中求阴，则阴得阳助而泉源不竭。"故本病治疗大法为阴阳双补，益气养血。方中重用北沙参益气养阴，为方中主药；当归、白芍、生地黄为四物汤结构，合之"功同四物"之丹参，养血和血；有形之血难以速生，无形之气所当急固，故用黄芪益气以助生血；温肾阳可助生血之力，滋肾阴能资生血之源，故以黄精、菟丝子、何首乌补肾益精，合之血肉有情之三胶，其力更宏；女贞子、旱莲草为二至丸结构，益肾阴，凉血止血，辅以天冬益阴补肺，成金水相生格局；生龙骨、生牡蛎收敛固涩，张锡纯称二药为"涩中有行"之品，收涩而不留瘀。诸药补中有涩，涩中有行，可治疗本病常见皮肤瘀点、瘀斑，鼻衄，齿衄，月经过多等各种出血。

原方主治：慢性粒细胞白血病属气血阴阳俱虚者。

本方辨方证要点：慢性粒细胞白血病见明显贫血征象，面色㿠白，倦怠乏力，头晕目眩，心悸气短，动则汗出，腰膝酸软，容易出血，舌质淡白，脉细弱。

考辨：一般认为北沙参为补阴之药，实际其益气养阴力量均较强，临床应用发现气阴两虚患者服后多精神振作，气阴得复，足兹证明。有医家发现本药可改善肿瘤伴随相关症状，对辨证为血枯阴亏、阴虚燥咳等肿瘤患者以及肿瘤术后气阴两虚或因放疗伤阴而致的津枯液燥者均有作用。药理研究发现，北沙参可以加强特异性免疫功能和非特异性免疫功能，有抗肿瘤作用。

（六）河车匡羸丸（填精益气健脾开胃进食法）

组成：紫河车、龟甲胶、鹿角胶、西洋参、麦冬、五味子、清半夏、炒白术、枳壳、炒麦芽、生黄芪、防风、神曲、焦山楂、莱菔子各30g

方证分析：本方出自《诊余漫笔话妙方》，为程宝书临床经验方。现代临床儿童异常发育有两大类：其一为肥胖型，其二为消瘦型。消瘦型患儿临床表现常见体重、身高低于同龄儿童水平，易倦怠、出汗，反复感冒，咽干，舌红，脉细数等。程氏认为，此为先天禀赋不足，脾胃虚弱所致。脾胃虚弱，失于健运，气血化生无力，机体失养，故肌肉瘦削。本方熔五方之义于一炉，具体如下：取龟鹿二仙胶方义，以紫河车、龟甲胶、鹿角胶等血肉有情之品温润填精，固本培元；取生脉饮方义，以西洋参、麦冬、五味子益气养阴，强心安神；取玉屏风散方义，以生黄芪、生白术、防风益气固表；取枳术丸方义，以枳壳、生白术健脾消痞；取枳实消痞丸方义，以半夏、麦芽、神曲、山楂、莱菔子开胃进食。全方补通结合，补而不滞，固而不涩，长服疗效自显。根据程氏经验，本方一般服用15~20日起效，患儿食欲转佳，面色转见红润，服至1~2个月，体重即可增加。

原方主治：小儿发育不良。

本方辨方证要点：自幼体弱消瘦，纳差，神疲，多汗，易感，舌淡，脉弱。

考辨：程氏言此类患儿常见咽干、舌红、脉细数等，当指患者虚中夹滞兼有郁热者而言，若是，原方尚缺清热之味，笔者认为当以枳实消痞丸、肥儿丸化裁，参入黄连、槟榔等，待汤剂调理后郁热得解，再与本方更宜。

又，现代医家王幸福论及脾虚不醒证，此类患者多性格内向，不欲饮食，其对甘美之味不感兴趣，食之亦无饱胀感，并非一般脾虚纳差之证，其病在脑不在脾胃，治以藿香正气散加熟地黄、当归、细辛、麻黄、辛夷、远志等药开窍醒脑、健脾开胃，与程氏之法可以同参。

十四、甘润益阴法类方

甘润益阴法指以生地黄、沙参、麦冬、山药、百合、百部、天冬润肺益胃生津，或以熟地黄、山茱萸、何首乌、枸杞子、白芍、阿胶、龟甲补肾滋阴为主组方，具有滋养肺、胃、肾阴液的作用，用以治疗肺、胃、肝肾阴虚所致百日咳、各种胃炎、围绝经期综合征、功能性子宫出血等病症。代表方有天冬合剂、地香醒脾益胃汤、首乌益更丸、育阴止崩汤。

（一）天冬合剂（甘润微苦微辛润肺化痰降逆法）

组成：天冬15g　麦冬10g　山药20g　百部20g　栝楼仁10g　黄连10g　橘红50g　竹茹5g

用法：文火水煎至200ml，频频饮服。

加减法：鼻衄者，加白茅根5g、藕节5g；呕吐者，加伏龙肝（水泡去渣）50g；痰多者，加莱菔子10g；面目水肿者，加葶苈子5g；大便干燥者，加大黄5g、玄明粉2.5g。

方证分析：本方出自《龙江医话医论集》，为李淑芹临床经验方。《内经》云"胃咳之状，咳而呕""诸痿喘呕，皆属于上"，而百日咳多见阵发性痉挛性咳嗽，甚者必至吐出痰涎及食物后方能缓解，故李氏据此认为治疗本病应肺胃合治。百日咳后期多见肺阴耗伤者，多见痉挛性咳嗽减缓，咳嗽痰少质稠，声音嘶哑，烦热颧红，盗汗，口干，舌红，少苔或无苔，脉细数。故李氏认为当从肺胃合治入手，养阴润肺，益胃生津。方以炙百部、天冬、麦冬甘润苦降，润肺止咳；生山药益气养阴、补脾益肺。以上诸药相合，养阴润肺益胃，紧扣肺阴亏耗病机。栝楼仁质润，清肺化痰，合以橘红、竹茹、黄连辛开苦降，燥湿化痰清热，除烦止呕。鼻衄加白茅根、藕节甘寒而涩，清热凉血止血；呕吐者，加伏龙肝甘温，和胃止呕；脾为生痰之源，故痰多者加炒莱菔子入脾胃，降气化痰；面目水肿者，肺阴耗伤，通调水道功能失职，故加葶苈子泻肺利水消肿；大便干燥者，少加大黄、玄明粉通腑泄热。

原方主治：百日咳属肺阴耗伤者。

本方辨方证要点：百日咳后期见舌红少津，少苔或无苔，脉细数。

考辨：考橘红实际分橘红和化橘红两种，橘红为芸香科植物橘及其栽培变种的外层干燥果皮，化橘红为芸香科植物化州柚或柚的未成熟或接近成熟的外层果皮。二药皆为辛苦温之品，皆有燥湿化痰、理气健脾之功，治疗咳嗽痰多，恶心呕吐。从药理研究看，橘红可维持渗透压，增强毛细血管韧性，缩短出血时间，降低胆固醇，适用于心血管系统疾病的辅助治疗；而化橘红有抗炎、促进气管支气管黏膜分泌黏液、加快气管纤毛运动、松弛支气管平滑肌等作用，故更加适用于治疗呼吸系统疾病。根据上述药理研究分析，加之本方重用橘红治疗百日咳，李氏本意可能是用化橘红。化橘红虽辛苦温，但用于大队甘润苦凉药中，其性得以制约，而祛痰止咳平喘之用保留，故重用无妨，且有防止余药过于凉遏之用。

（二）地香醒脾益胃汤（甘润微辛益胃醒脾法）

组成：生地黄20g　麦冬20g　沙参20g　公丁香10g　麦芽25g　佛手15g　枳壳15g　甘草10g　百合15g

方证分析：本方出自《张琪临床医学丛书·张琪方药传薪》，为国医大师张琪临床经验方。胃主受纳，喜润恶燥，与脾相表里，升清降浊，共司运化之职。胃部疾病属胃阴亏虚者，多见胃脘灼痛，纳少便干，口燥咽干，腹胀，手足心热，舌红少津，少苔或无苔，脉细数。故治疗当滋阴养胃。本方由益胃汤化裁而成，方中生地黄、沙参、麦冬、百合甘润以养胃阴，兼以清热；脾喜燥恶湿，为防甘润之品阴柔碍脾之运化，故用公丁香芳香醒脾，佛手、枳壳、麦芽行气和胃。诸药共奏芳香醒脾、滋阴养胃之功。

原方主治：萎缩性胃炎、肥厚性胃炎、浅表性胃炎、胃及十二指肠溃疡或顽固性胃痛等属胃阴亏虚者。

本方辨方证要点：胃病见舌红少津，少苔或无苔，脉细数。

考辨：考《全国著名老中医临床经验丛书·张琪临床经验辑要》中载地芍止痛饮，所治与地香醒脾益胃汤类似，方药组成如下：生地黄20g、公丁香5g、陈皮15g、枳壳15g、厚朴15g、石斛15g、麦冬15g、白芍20g、甘草15g。此方以生地黄、石斛、麦冬益胃养阴；芍药、甘草酸甘化阴，且可缓急止痛；厚朴、枳壳、陈皮理气和胃。地香醒脾益胃汤与之相较，行气和胃之力更为平和，可防伤阴之弊。惟地芍止痛饮有芍药甘草汤之义，可酸甘化阴，缓急止痛，临证用之多效，若地香醒脾益胃汤亦合入芍药甘草汤法，则方义更善。

（三）首乌益更丸（甘润微苦微温补肝滋肾健脾法）

组成：何首乌8000g　枸杞子4000g　五味子4000g　苍术2500g　山楂5000g

用法：上药共为细末，炼蜜为丸，每丸重10g。每次1丸，一日3次，白开水送下。

方证分析：本方出自《龙江医话医论集》，为刘世英临床经验方。刘氏认为，围绝经期综合征多属肝肾阴虚，临床常见月经失调，五心烦热，烘热多汗，烦躁易怒，腰酸膝软，周身乏力，溲赤便结，口干舌燥，舌红少苔，脉细数。制首乌益血气，乌须发，滋阴不滋腻，温阳不燥烈，为阴中阳药。《本草正义》言何首乌"味厚入阴，填塞善守"，可谓调补肝肾佳品，为本方主药。辅以枸杞子则补肝肾之力更著，又可明目，对本病有头发早白、脱发、目干目涩、视物昏花者甚宜。五味子酸而能润，功可敛汗滋肾、宁心安神，可治疗本病常见之心悸、失眠多梦。绝经前后，当以补脾为要，且本病多见纳差、面浮肢肿等脾气虚运化失职之症，故选苍术苦温健脾燥湿，生山楂消食化积，且可防止前药滋腻碍脾。诸药共奏补肝肾健脾之效。

原方主治：围绝经期综合征属肝肾阴虚，脾虚失运者。

本方辨方证要点：围绝经期综合征见烘热多汗，腰酸膝软，目干目涩，烦躁易怒，舌红少苔，脉细数。

（四）育阴止崩汤（甘咸滋阴潜阳止血法）

组成：熟地黄20g　山茱萸20g　桑寄生20g　山药15g　白芍15g　阿胶15g　炒杜仲20g　续断25g　龟甲25g　炒地榆50g　海螵蛸20g　牡蛎20g

　　加减法：血多者，倍用地榆，加炒蒲黄；热甚者，加炒盐柏、地骨皮、知母；下血有血条血块，腹痛拒按者，加川牛膝、茜草；崩漏日久，出现气陷者，加炙黄芪、升麻；阴阳两虚者，加巴戟天、菟丝子。

　　方证分析：本方出自《中医药学报》1988年第3期，为韩百灵临床经验方。韩氏认为，先天不足，素体阴虚，或早婚多产，房事不节，耗伤精血，导致肝肾阴虚内热，热扰冲任，迫血妄行，出现经期或非经期阴道下血，淋漓不断，量时多时少，腰膝酸软，足跟痛，头晕耳鸣，手足心热，口干不欲饮，舌红少津或无苔，脉细数或弦细数，尺脉无力。此症状正合《内经》"阴虚阳搏谓之崩"之旨，故治疗当多选滋补肝肾、固冲止血之品。方以熟地黄、山茱萸、阿胶甘润滋补肝肾阴血，治肝肾阴虚之本。续断、桑寄生、炒杜仲温润补肝肾，强筋骨，止崩漏，可治崩漏下血常见之腰膝酸软，足跟痛。韩氏遵张锡纯"惟介类有情，能吸纳肝肾泛滥之虚阳……不治血而血自止"之旨，以海螵蛸、牡蛎、龟甲、白芍滋阴潜阳，固涩止血。地榆凉血止血，《本草求真》言其"清不虑其过泄，涩亦不虑其或滞"，《日华子本草》言其主"血崩"，本方用之以清热凉血止崩。故加减法中，若下血过多，倍用地榆，并加炒蒲黄止血；若热甚者，加盐黄柏、地骨皮、知母凉血清热止血；下血有血块，兼有腹痛者，加川牛膝、茜草化瘀止血；若崩漏日久，出现气随血脱者，加炙黄芪、升麻益气升提；若阴血耗伤太甚，阴损及阳，出现肾阴阳两虚者，加巴戟天、菟丝子温润阴阳双补。

　　原方主治：功能性子宫出血属肝肾阴虚内热，迫血妄行者。

　　本方辨方证要点：功能性子宫出血见下血或多或少，腰膝酸软，手足心热，舌红少津或无苔，脉细数或弦细数，尺脉无力。

十五、酸甘化阴法类方

　　酸甘化阴法指以生山楂、五味子、炒枣仁等酸味药与龙眼肉、炒山药、当归等甘味药组方，具有酸甘化阴、补肝肾、益心脾的作用，用以治疗肾阴血亏虚所致闭经、崩漏等病症。代表方有通经汤、酸甘化阴止崩汤。

（一）通经汤（酸甘补肾通经法）

　　组成：山楂50g　龙眼肉20g　山药20g　白术15g　枸杞子15g　熟地黄

20g　丹参20g

方证分析：本方出自《龙江医派丛书·王德光学术经验集》，为王德光临床经验方。闭经临床所见单纯属虚或实者较少，大都为虚实夹杂之证，故治疗时往往通补兼施。王氏重视滋肾化阴以充天癸，但又强调"有一分瘀血迹象则勿忘化瘀"，提出以补肾化瘀法治疗闭经。本方仿张锡纯通经法，重用生山楂与龙眼肉酸甘相配，酸甘化阴滋肾，作为方中主药；山楂合丹参又有行气散瘀、通调冲任之功。故本方所治闭经常见鼻旁、目眶色暗，舌有瘀点、瘀斑，脉沉细或沉弦者。辅以熟地黄、枸杞子甘润补益肾精，助山楂、龙眼肉滋肾之力。王氏主张肾虚当先振脾气，故以炒山药、炒白术甘温益气健脾，助气血生化，以后天补养先天。诸药共奏酸甘化阴、滋肾健脾、祛瘀通经之功。

原方主治：闭经属肾虚夹瘀者。

本方辨方证要点：既往月经规律，月经持续不来3个月以上，伴见鼻旁、目眶色暗，舌有瘀点、瘀斑，脉沉细或沉弦。

考辨：考张锡纯治疗闭经，常用"山楂两许，煎汤冲化红蔗糖七八钱服之即通，此方屡试屡效"，并言山楂既可化瘀血，又可开气郁，"若以甘药佐之，化瘀血而不伤新血，开郁气而不伤正气，其性尤和平也。"王德光指出，山楂、红糖相配之通经法实为酸甘化阴法，兼有通调冲任之功。通经汤即仿张锡纯酸甘化阴之意，改以生山楂与龙眼肉酸甘相配，合以大队味甘之品，共奏滋肾健脾、行气活血、通调冲任之功。

（二）酸甘化阴止崩汤（酸甘补虚止血安神法）

组成：当归20g　山药25g　龙眼肉50g　五味子30g　炒枣仁15g

方证分析：本方出自《老中医医案选》，为吴惟康临床经验方。吴氏提出，崩漏属阴虚血亏者临床表现多见下血量多，质稀，色鲜红或淡红，面色无华，头晕，五心烦热，盗汗，无腰腹痛拒按，舌质淡，脉细数。本方以酸甘化阴为大法，治疗本病属于标本同治，临床实践证明较先塞流后澄源之法收效更捷。方以龙眼肉、炒山药、当归甘温与五味子、炒枣仁酸甘相配，酸甘化阴，补养阴血，紧扣崩漏阴虚血亏病机。其中重用龙眼肉甘润气香，益心脾，养气血，合以炒枣仁酸甘养心肝之血而安神，故可治疗崩漏常伴之心悸怔忡、夜寐难安；炒山药益气养阴，健脾固肾，收涩止血，合以当归甘润补血止血。《本草备要》言五味子"五味俱备，酸、咸为多，故专收敛肺气而滋肾水"。诸药共奏酸甘化阴、补中有敛之功。

原方主治：崩漏属阴虚血亏者。

本方辨方证要点：崩漏见下血量多，色鲜红或淡红，无腰腹痛拒按，舌质淡，脉细数。

十六、滋阴解毒法类方

滋阴解毒法指以熟地黄、山茱萸、生山药、玄参、生地黄、麦冬、玉竹等滋阴药和金银花、连翘、蒲公英、紫花地丁、黄连、黄柏、升麻等清热解毒药为主组方，具有滋阴清热解毒的作用，用以治疗毒盛阴虚所致肺结核合并结核性腹膜炎、白塞综合征、泌尿系感染、肾小球肾炎、前列腺炎、尿潴留等病症。代表方有托里内消汤、清火消疡汤、银翘地黄汤。

（一）托里内消汤（甘咸寒清热解毒滋阴法）

组成：金银花60~90g　当归12g　玄参15g　车前子12g　蒲公英30g　甘草6g

方证分析：本方出自《老中医经验汇编（第一集）》，为郑侨临床经验方。郑氏认为肺痨久病，多为阴虚火旺，火旺则肺阴更伤，虚火更盛，形成恶性循环，故见胸痛咳嗽、喉中痰鸣。《内经》云："营气不从，逆于肉里，乃生痈肿。"邪热侵入腹膜，热郁成毒，热毒壅盛，郁结络脉，血气不和，故腹肿大拒按而成腹皮痈。故治疗当以清热解毒治疗腹皮痈为主，同时滋阴养血兼顾肺痨基本病机。本方由金银花酒变化而得。《成方切用》载金银花酒"治一切痈疽恶疮，不问发在何处，或肺痈、肠痈，初起便服，奇效"。故本方所治并不仅限于肺痨、腹皮痈，但凡痈肿疮毒以热毒壅盛者均可。方中重用金银花，郑氏强调此药必须重用至60~90g，方能收效。金银花甘寒，其可清热解毒而不伤正，重用效果更佳，合以蒲公英苦甘寒清热消痈散结；当归甘辛质润，既能活血消肿止痛，又能补血生肌；玄参咸寒养阴制火；车前子甘淡寒利尿，使火毒从小便而出；甘草和中。

原方主治：肺结核合并结核性腹膜炎属阴虚火旺者。

本方辨方证要点：肺结核合并结核性腹膜炎或其他疮疡肿毒除见局部

红肿热痛表现外，尚有阴虚火旺见症，如两颧潮红、午后发热、小便黄、舌红、苔黄干、脉细数无力等。

（二）清火消疡汤（清火育阴和阳法）

组成：升麻6g　黄连6g　当归6g　生地黄20g　玉竹20g　牡丹皮20g　生石膏30g　牛膝10g　知母10g　麦冬15g　干姜6g　附子6g

方证分析：本方出自《中国百年百名中医临床家丛书·陈景河（第二版）》，为陈景河临床经验方。临床上，口腔溃疡以心胃积热者多见，故本方仿清胃散和玉女煎之意，用生地黄、麦冬、玉竹甘寒滋养心胃之阴；牡丹皮凉血散瘀止痛；黄连苦寒清热解毒，心胃两清；石膏、知母、升麻寒中有辛，可清解郁热，且升麻性升，可载药上行，直达病灶。本方牛膝未明确川牛膝、怀牛膝，结合全方当用川牛膝利水泄热，引火下行为宜。陈氏认为口腔溃疡多为反复发作，单纯清热泻火，阳气易伤，溃疡更难愈合，故加附子、干姜温阳，使阴阳调和，溃疡自愈。陈氏称加附子、干姜的作用为"育阴和阳"，此为本方用药要点。总之，本方以清热泻火药为主。

原方主治：口腔黏膜多发性溃疡及白塞综合征属心胃积热者。

本方辨方证要点：口腔溃疡，溃疡周围颜色鲜红，舌质红，苔黄，脉滑数。

（三）银翘地黄汤（甘润淡渗微苦微寒法）

组成：金银花20g　连翘15g　蒲公英15g　紫花地丁15g　熟地黄20g　山药10g　牡丹皮10g　茯苓20g　泽泻15g　山茱萸10g　车前子10g　牛膝10g　黄柏10g　知母10g　芦根20g　白茅根20g

方证分析：本方出自吴惟康医案手稿，为吴惟康临床经验方。泌尿系感染、肾结核、肾炎、前列腺炎、尿潴留等病症辨证属肾阴虚为主，兼有膀胱湿热者多见，故治疗当补肾利湿、清热解毒。本方实际由六味地黄丸合五味消毒饮化裁而成，配伍大致分为两方面：其一，补肾利水。方以熟地黄、山茱萸、生山药味厚甘润，滋肾阴，合以茯苓、泽泻、牡丹皮甘淡微苦，利湿清热，以上诸药形成六味地黄丸结构，补中有泻；更以芦根、白茅根、车前子、川牛膝甘淡微苦利水通淋、补肾利湿之功更著。故可治疗泌尿系感染、肾结核、肾炎、前列腺炎、尿潴留等病症见腰痛、腰酸，神疲乏力，水肿，腰以下为甚，或有午后潮热，两颧潮红，盗汗，舌红少苔，脉细数者。又芦根甘淡轻清，善和胃止呕，故对兼有腹胀纳呆、泛恶欲吐者甚宜。其二，清热解毒。方以金银花、连翘、蒲公英、紫花地丁甘苦寒，清热解毒，利尿通淋，辅以知母、黄柏清热解毒，清下焦湿热，可治疗上述病症因膀胱湿热多见尿频、尿急、尿涩痛，小便短少或淋漓不尽，小便黄赤或浑浊，少腹拘急者。

原方主治：泌尿系感染（膀胱炎、肾盂肾炎、慢性肾盂肾炎急性发作）、肾结核、急慢性肾小球肾炎、急慢性前列腺炎、尿潴留等疾病属肾阴虚为主，兼有膀胱湿热者。

本方辨方证要点：泌尿系感染、肾结核、肾炎、前列腺炎、尿潴留等病症见腰痛腰酸，舌红少苔，脉细数，又伴尿频、尿急、尿痛、尿不利之症。

十七、清上温下法类方

清上温下法指以麦冬、沙参、天花粉、知母等清润肺热药和熟地黄、山茱萸、炒山药、龟甲、肉桂、补骨脂、益智仁温润补肾药为主组方，具有清上温下的作用，用以治疗肺热津伤，肾虚不摄所致尿崩症。代表方为补肾益气养阴清热方。

补肾益气养阴清热方（温清补虚法）

组成：熟地黄20g　山茱萸20g　山药20g　益智仁15g　覆盆子30g　桑螵蛸20g　龙骨30g　牡蛎30g　龟甲20g　补骨脂20g　玄参20g　知母15g　天花粉15g　葛根15g　黄芪50g　党参20g　肉桂10g　甘草15g

用法：以猪肾一只煎汤，去油沫，取猪肾，用汤煎药。

方证分析：本方出自《诊余漫笔话妙方》，为国医大师张琪临床经验方。张氏认为尿崩症以狂渴引饮、多尿为特征，可归属中医上消、下消范畴论治，且较糖尿病典型多饮多尿症状更重，小便色清，尿比重低。本病患者病机多有肺热伤津，肾虚不摄，肺热则口渴引饮，肾气虚失于固摄则小便多。肺热伤阴，失于清肃，不能下滋于肾，肾气虚，无以化津上济于肺，二者互为因果。临床常见口渴引饮，饮一溲一，或饮一溲二，面色无华，肢体消瘦，头身发热，全身乏力，下肢酸软，舌红，或干燥起芒刺，苔白少津，脉滑小数等。故治疗当清肺热以生津止渴、补肾气以固封藏。方以玄参、葛根、天花粉、知母甘寒以清肺热，养肺阴，止烦渴。复用黄芪、党参、甘草甘温益气健脾，使脾能为肺转输津液，有培土生金之意，又能升阳收摄以缩尿。熟地黄、山茱萸、炒山药、龟甲甘咸滋肾阴；肉桂、补骨脂、益智仁甘热温肾阳，使阴生阳长，阴阳兼济。加之覆盆子、桑螵蛸、煅龙骨、煅牡蛎收敛固摄，共奏补肾固摄之功。猪肾为血肉有情之品，以之煎汤代水，再煮群药，引诸药直达病所，肾气充盛，封藏复常，则尿量减少。

原方主治： 尿崩症属肺热伤津，肾虚不摄者。

本方辨方证要点： 狂渴引饮，多尿，消瘦乏力，舌红，脉滑小数。

考辨： 本方据程宝书著《诊余漫笔话妙方》尿崩条所述确定药味，惜书中未标明用量，考《中国百年百名中医临床家丛书·张琪》尿崩症验案方药与本方相似，故据此确定本方药物用量，并据张氏自述治法拟定方名。《诊余漫笔话妙方》所载方用法是诸药研粉，以猪肾汤冲服，每次10g，一日3次，用量较小，适合用于尿崩症症状缓解后巩固疗效。《张琪临床医学丛书·张琪方药传薪》所载猪肾益智汤专于补肾，用药与补肾益气养阴清热方补肾诸药相似，但无清肺热、养肺阴之药，用法以猪肾煎汤，再以猪肾汤煎他药，考《备急千金要方》猪肾荠苨汤即已用此煎药法，张氏遍览历代医籍，可能猪肾益智汤用法受此启迪。笔者所见张琪尿崩症验案所用皆是用汤剂迅速缓解症状，因此补肾益气养阴清热方用法亦确定为以猪肾煎汤代水，再煎煮他药。

十八、交通心肾法类方

交通心肾法指以黄芪、太子参、麦冬、五味子等益气养阴补心药和女贞子、玉竹、龟甲、枸杞子等滋补肾阴摄纳药为主组方，具有益气养阴、交通心肾的作用，用以治疗冠心病、心绞痛、心律失常等病症。代表方为芪麦化瘀汤。

芪麦化瘀汤（甘咸滋润辛通法）

组成： 黄芪30g 太子参20g 麦冬20g 五味子15g 生地黄20g 当归15g 川芎15g 丹参20g 红花15g 柴胡15g 赤芍15g 桃仁15g 枳壳

15g 女贞子20g 玉竹15g 龟甲20g 枸杞子20g 甘草15g

加减法：若阴虚甚者，加阿胶、玄参；心悸重者，加珍珠母、龙骨、牡蛎；胸闷重者，加瓜蒌。

方证分析：本方出自《张琪临床医学丛书·张琪方药传薪》，为国医大师张琪临床经验方。本方由生脉饮和血府逐瘀汤化裁而成。张氏认为心系辨证大体分为虚实两端，虚者即心之气血阴阳不足，实者即气滞、血瘀、痰浊等为患。心主血脉，赖大气之斡旋，大气虚而无力统帅血之运行，导致气虚血瘀，故见胸痛胸闷、气短乏力，故方以黄芪、太子参、麦冬、五味子甘温而润，益心气，养心阴；血府逐瘀汤行气活血化瘀。两方合用，共达气旺血生、气行血活之效。气之根在肾，肾阴虚不能上济心阴，导致心阳无所依附，心神不安，则见心悸怔忡、五心烦热、头晕耳鸣、腰痛、舌红少津、脉虚数之症，故以女贞子、玉竹、龟甲、枸杞子咸寒甘润滋补肾阴摄纳而止悸动。若阴虚较甚，则加阿胶、玄参甘咸滋肾；心悸重者，加珍珠母、龙骨、牡蛎等介类潜阳镇摄；胸闷重者，加瓜蒌宽胸散结。

原方主治：冠心病、心绞痛以及各种原因引起的心律失常属气阴两虚兼血瘀者。

本方辨方证要点：冠心病、心绞痛、心律失常见气短乏力，胸痛，舌红少津，脉虚数。

考辨：考《全国著名老中医临床经验丛书·张琪临床经验辑要》中载国医大师张琪临床经验方益气养阴汤，以心肌炎、冠心病见舌红，五心烦热，脉细数为应用指征，药物组成如下：人参25g、沙参20g、麦冬20g、五味子10g、生地黄25g、牡丹皮15g、玉竹15g、枸杞子15g、瓜蒌20g、郁金10g、甘草10g。此方以益气养阴为主，兼用牡丹皮、郁金、瓜蒌宽胸通络，张氏言若气虚甚者，加黄芪20g。芪麦化瘀汤与之相较，不仅益气养阴汤方中诸法亦皆俱备，更合入血府逐瘀汤法与补肾益阴法，活血力度加大，且心肾同调，虽方药略多，方义更善。

十九、调肝理脾（胃）法类方

调肝理脾（胃）法包括两大类：其一，指以柴胡、川楝子、郁金、青皮、麦芽、乌药等疏肝理气，当归、白芍、丹参、知母、天花粉等养血滋阴柔肝，合以人参、黄芪、白术、茯苓、苍术等健脾益气组方，具有疏肝理脾、益气养血滋阴的作用，用以治疗肝郁脾虚，气血不足所致病毒性肝炎、肝纤维化、肝硬化等病症。代表方有贯仲复肝汤、柴苓护肝汤、柔肝煎、藻朴合剂。其二，指以乌梅、白芍与黄芩、黄连相配，或以合欢花、香附、砂仁、苏梗、藿香梗、石菖蒲、木香等为主组方，具有疏肝解郁、泄肝和胃醒脾作用的治法，用以治疗肝郁犯胃所致癔症、妊娠恶阻等病症。代表方有癔病方、苏连香砂饮。

（一）贯仲复肝汤（苦寒辛通清热燥湿解毒法）

组成：贯仲75g　川楝子40g　郁金35g　青皮20g　麦芽50g　乌药20g　丹参75g　苍术50g　茯苓40g

用法：水煎服，一日2次，10剂为1个疗程，间休4日，转入下1个疗程，守方治疗，直至痊愈。

方证分析：本方出自《龙江医话医论集》，为郑艺钟临床经验方。郑氏认为病毒性肝炎病机以肝脾同病，湿热疫毒为病者多见，故治疗当燥湿清热解毒、兼以调和肝脾。贯仲味苦性寒，气味雄厚，专入肝脾，苦以燥湿，寒以清热，《本草正义》载时疫疾病常以贯仲透泄邪气，亦可作为防止时疫传染之品，则其善清解疫毒可知，故方中重用贯仲作为主药。正气存内，邪不可干，病毒性肝炎多是肝脾同病，肝主藏血，体阴而用阳，肝郁则血瘀，瘀血不去，新血不生，故重用丹参养血柔肝，祛瘀生新；辅以川楝子、郁金、青皮、麦芽、乌药疏肝解郁，理气止痛，复肝脏条达之性；苍术、茯苓健脾燥湿，合以青皮则有平胃散之义，健运中焦，使脾升胃降，湿浊得除。以上药物共奏调和肝脾、扶正固本之功。

原方主治：病毒性肝炎属肝郁脾虚，湿热疫毒为病者。

本方辨方证要点：舌红，苔黄腻，乏力，纳差，胁痛，易怒。

（二）柴苓护肝汤（辛甘苦寒清热解毒法）

组成：柴胡20g　白芍30g　枳实15g　甘草15g　白术20g　茯苓20g　黄芪30g　五味子15g　败酱草30g　茵陈20g　板蓝根20g　虎杖20g　蒲公英30g　连翘20g

加减法：泄泻者，加山药，茯苓、白术加量；脾大者，加制鳖甲、鼠虫、桃仁；鼻出血者，加焦栀子。

方证分析：本方出自《张琪临床医学丛书·张琪方药传薪》，为国医大师张琪临床经验方。本方实际由四逆散加茯苓、白术、黄芪及清热解毒之品组成。肝体阴而用阳，柴胡味辛轻清疏达，用以条达肝气。养肝最忌香燥戕伐，但又切忌甘寒滋腻，以防助湿碍脾。芍药酸甘养血柔肝，缓中止痛，而无滋腻之嫌。柴芍合用，一疏一柔，疏而不燥，柔而不滞，加之枳实行气，甘草和中缓中，诸药配合，解郁缓急，药力专而奏效捷。辅以黄芪、白术、茯苓甘温益气健脾，以培土荣木。张琪治学中西兼收并蓄，加板蓝根等苦寒清热解毒之品，是针对患者乙肝表面抗原、e-抗原阳性及胆红素升高而有郁热者辨病辨证用药。泄泻者，脾气虚较甚，故加山药等增大益气健脾之力；脾大者，久病入络，瘀积成癥，故加咸寒之鳖甲、䗪虫等入络活血，软坚散结；鼻出血者，郁热迫血自上出，故以焦栀苦降清热，凉血止血。总之，本方所治为肝郁化热，兼有脾气虚者。

原方主治：慢性肝炎属肝郁化热为主，脾虚不运为次者。

本方辨方证要点：慢性肝炎除见胁肋胀满疼痛，五心烦热，肝掌，舌赤，脉弦或弦数外，尚有纳差、乏力、腹胀等。

考辨：考《全国著名老中医临床经验丛书·张琪临床经验辑要》中载慢肝复康汤，所用为柴苓护肝汤前六味药物，治疗慢性肝炎属肝郁脾虚者。可见柴苓护肝汤是由慢肝复康汤基础上，参合现代药理研究成果加味而来，从中可见本方形成的思考过程。

（三）柔肝煎（辛甘苦咸活血消积法）

组成：酒白芍20g　炙鳖甲15g　柴胡15g　紫丹参15g　刘寄奴10g　乌梅肉10g　炙黄芪15g　白术15g　人参15g　牡丹皮15g　陈皮15g　当归15g　生茜草15g　莪术15g

加减法：若脘闷作呕，不纳食，加清半夏、生姜、炒麦芽、炒枳壳；腹中气胀者，加厚朴、紫苏。

方证分析：本方出自《龙江医派丛书·御医传人马骥学术经验集》，为马骥临床经验方。肝纤维化是多种肝病向肝硬化发展的必经阶段，中医辨证多为肝郁气滞，气病及血，瘀积成癥，而见肝脏纤维化甚至肝硬化；肝郁克脾，日久脾失健运，故见纳差，乏力，腹胀等。本方以柴胡味辛轻清，条达肝气；当归、白芍酸甘养血柔肝，白芍酒制又可助活血；乌梅禀春生之气，善调肝气，和肝血，软坚散结。人参、白术、黄芪甘温益气健脾；陈皮辛通，可理气化滞，助脾之健运。茜草、牡丹皮辛寒，活血散瘀，又可清血瘀日久所生之热。鳖甲味咸，专入肝经血分，功可消癥软坚散结；莪术、刘寄奴苦辛温，善于破积攻坚、化瘀消癥。总之，本方以益气健脾、养血活血为主。

原方主治：肝纤维化、早期肝硬化属肝郁脾虚，瘀积成癥者。

本方辨方证要点：胁痛，纳差，乏力，腹胀，舌紫暗，脉左弦右缓或脉右关虚弦等。

考辨：考《本经》言乌梅主"死肌""蚀恶肉"。《本草求真》："乌梅……入于死肌，恶肉则除。"《中医外科类聚方》所载平胬丹和《潘春林医案》所载平胬散皆以乌梅为主药，治疗疮疡溃后胬肉外翻症，明言乌梅有软坚、消肿、蚀肉等作用。龙江名医陈景河在临床中发现以乌梅作为主药治疗萎缩性胃炎，可使萎缩的胃黏膜发生逆转，胃黏膜萎缩为癌前病变，即"恶肉"，则乌梅可活血除恶肉可知，不可仅以酸敛理解。

（四）藻朴合剂（咸寒甘酸补脾养肝利水法）

组成：海藻25~50g　厚朴30g　黑牵牛子30g　白牵牛子30g　木香15g　槟榔20g　生姜25g　人参15g　白术20g　茯苓30g　知母20g　天花粉20g　白芍20g

方证分析：本方出自《张琪临床医学丛书·张琪方药传薪》，为国医大师张琪临床经验方。本方为治疗肝硬化腹水攻补兼施之方。肝硬化腹水患者腹部膨大，腹水，或有下肢、阴囊水肿，小便少，难以平卧，急则治其标，故除水是当务之急。方中海藻咸寒软坚散结，利水消肿，为本方要药，用量宜大，一般用25~50g为佳。黑牵牛子、白牵牛子苦寒泻下逐水，亦为治疗肝硬化腹水有效药物。辅以厚朴、槟榔、木香辛通性降，行气利水。但肝硬化腹水患者体质日耗，气血不足，消瘦乏力，纳差，面色黧黑者多见，一味攻下，正气难支，张氏认为须正邪兼顾，消补兼施，方能取效。故方以人参、茯苓、白术甘温益气健脾，以助利水。此外，肝硬化腹水多出现肝阴亏耗、阴虚内热证候，如舌红绛少苔、烦渴、五心烦热等，故加知母、天花粉、白芍甘酸微苦寒，养肝阴清热。

原方主治：肝硬化腹水属脾气亏虚，肝阴亏耗，阴虚内热，气滞水停者。

本方辨方证要点：肝硬化腹水见腹大尿少，消瘦乏力，舌质红绛，少苔，脉弦缓或弦细。

考辨：考海藻一药，现代临床和药理研究多集中在应用海藻治疗甲状腺病、降血压、降血脂、止血、抗癌等方面，而《本经》明言"（海藻）下十二水肿"。《本草纲目》记载海藻治大腹水肿，有软坚散结作用。张琪临床擅长重用海藻消肝肾病所致顽固性腹水，而无一般峻下逐水方伤正之虞。张氏认为，海藻不仅能"行大腹水气"以消腹水，而且对腰以下水肿及阴囊肿甚等症均有较好疗效，于肝硬化腹水见症颇为适合。其亦善用大剂海藻破结气、消胀满，治疗顽固性腹胀，可谓善学古书，善用海藻者。

牵牛子有毒，许多医家临床常等量并用，且多炒后用，以减轻其毒性和辛辣刺激之味，缓和其峻猛攻下之力。实际黑牵牛子、白牵牛子来源有所不同，黑牵牛子为开蓝紫色花的裂叶牵牛种子和园叶牵牛种子，白牵牛子为开白花的裂叶牵牛种子，从药材市场看，裂叶牵牛种子为主流品种。一般认为，黑牵牛子、白牵牛子泻下作用没有区别，而实验表明，黑牵牛子和白牵牛子的生用、炒用品水浸出物和醇浸出物也有差异，提示有必要进一步研究明确二者差异。

（五）癭病方（芳香安神解郁和胃法）

组成：合欢花 50~150g　木香 10~50g　石菖蒲 10~25g

方证分析：本方出自《龙江医话医论集》，为刘祥发临床经验方。癭症的产生有明显的精神因素，无相应器质性基础，临床表现多样。癭症肝郁气滞者多见，多表现为烦躁不安，善悲欲哭，惊恐易怯，寐差，健忘，舌红，脉弦滑等，可归属中医"脏躁""郁证""百合病""奔豚气"等范畴。本方以合欢花芳香疏肝理气、安神解郁、和血止痛，其味甘平，故可重用以加大安神解郁之力，而无助热之虞。木香辛行苦泄温通，行气止痛，温中和胃，可治疗肝失疏泄，脾胃气滞而见纳差，脘腹、胁肋胀满疼痛者。石菖蒲辛温开泄，芳香走窜，功可开窍宁神、化湿和胃。刘氏认为，石菖蒲可代麝香开窍安神，故可治疗肝郁气滞，痰湿内停，阻闭清窍而见神昏错乱、头昏嗜睡、脘腹闷胀、舌苔厚腻者。方中诸药用量范围较大，必须根据患者体质虚实、疾病轻重灵活运用，刘氏亦强调用量可从小量渐渐增加，不可初诊即重用，尤其以木香用量更需慎重。

原方主治：肝郁气滞型癔症。

本方辨方证要点：烦躁，寐差，纳差，脘腹、胁肋胀满疼痛，舌红，苔厚腻，脉弦滑。

（六）苏连香砂饮（苦酸芳香泄肝和胃醒脾法）

组成：苏叶5g　黄连7g　乌梅2枚　砂仁10g　陈皮10g　炒白芍15g　桑寄生15g　炙香附15g　炒杜仲15g　黄芩10g　苏梗10g　藿香梗15g

方证分析：本方出自《龙江医话医论集》，为董士奎临床经验方。董氏认为妇人平素脾胃虚弱，气血不足，怀孕以后精血下聚以养胎元，易致肝阳上逆，上冲于胃，故心烦呕吐，治疗当以健脾化痰、疏肝和胃、止呕安胎为主。本方配伍有三个特点：其一，"诸逆冲上，皆属于火"，以乌梅、白芍与黄芩、黄连相配，酸苦以泻肝经郁火，肝火除，胃气自安，恶阻可止，紧扣肝火冲逆犯胃之病机，此为叶天士调理肝胃常用手法之一，故可治恶心、呕吐、呃逆等而见舌红、苔黄腻者。其二，用苏叶辛温芳香，开宣肺气；苏梗、藿香梗气味芳香，入中焦醒脾和胃；香附、砂仁、陈皮理肝、脾、胃气滞，从而形成疏理三焦气机之势，有利于全身气机升降复常，恶阻自愈，故可治胸脘痞胀、纳差易怒者。其三，从多个角度配伍安胎之品，具体以桑寄生、杜仲补肾安胎；砂仁理气和胃安胎；黄芩清热安胎。胎元稳固，自然有恃无恐。

原方主治：妊娠恶阻属肝火冲逆犯胃者。

本方辨方证要点：妊娠恶心呕吐，烦躁易怒，舌红，苔黄腻，脉弦滑数。

考辨：本方可谓黄连苏叶汤加味而成。考黄连苏叶汤出自薛雪《湿热病篇》，原书仅载药物组成，并无方名，后世医家加以命名，广泛应用于临床。黄连苏叶汤本治湿热性呕吐，方中黄连苦寒，清热燥湿，清降胃火；苏叶辛温芳香，开宣肺气又能芳香化湿和胃。二药辛宣苦降，有仲景泻心汤黄连配半夏之意，且用量甚轻，轻清走上，疏通气机。王孟英言本方"治胎前恶阻甚妙"。笔者临床验证，黄连苏叶汤加味对湿热性纳差、呕吐等症确有"一剂知，二剂已"的疗效。

二十、酸咸潜镇法类方

酸咸潜镇法指以白芍、生地黄等酸甘寒滋阴清热药与生牡蛎、代赭石、生龙骨等咸寒潜镇药为主组方，具有滋阴柔肝、潜阳息风的作用，用以治疗肝失疏泄，阳亢化风所致神经系统病变或慢性头痛以及阴虚肝旺所致自主神经功能紊乱、神经症等。代表方有孙氏头痛方、赭石全蝎汤、四生饮。

（一）孙氏头痛方（酸甘咸寒微辛微温疏肝降火散邪法）

处方： 丹参15g　白芍30g　生牡蛎30g　生甘草15g　荆芥5g　防风5g

方证分析： 本方出自《北方医话》，为孙秉桓临床经验方。肝失疏泄，气滞血瘀，不通则痛，日久入络，郁而化火，故临床表现为头痛发作如刀割锥刺，有欲撞墙之势，头痛部位在头两颞部及太阳穴处，面色赤，头汗出，呼吸气粗，头角及颈静脉怒张，烦躁不安，口燥咽干，舌红苔黄，脉弦涩。又复感风寒，主客胶固难解，脉络郁滞不畅，故头痛每因外邪诱发，缓解后一如常人，经久不愈。本方遵《内经》"通则痛止""痛随寒去"之旨，以丹参活血化瘀，通利脉道止痛，性寒又能凉血安神；白芍柔肝敛阴止痛，合以生甘草有芍药甘草汤之意，解痉止痛；生牡蛎滋阴潜阳，使肝火得降，又能散结，可助脉道通利；复以少量荆芥、防风轻清升散，上行头目，疏散风寒，是遵"治上焦如羽，非轻不举"之旨。如此则脉道通利，郁火得清，外邪得除，头痛可愈。

原方主治： 头痛属肝失疏泄，气滞血瘀，郁而化热，又外感风寒者。

本方辨方证要点： 头痛发作如刀割锥刺，部位多在头两侧，每因外邪诱发，面赤烦躁，舌红苔黄，脉弦涩。

（二）赭石全蝎汤（酸苦寒清火平肝通络法）

组成： 生赭石100g　全蝎1.5g　生白芍50g　全蜈蚣2条

用法： 全蝎、蜈蚣研细末，用赭石、白芍煎汁冲服。

方证分析： 本方出自《龙江医话医论集》，为王其芳临床经验方。《内经》言："诸风掉眩，皆属于肝。"肝风内动，临床表现多有动摇不定的特点，神经系统病变而见眩晕欲仆、抽动、肢麻、震颤、瞤动等，皆属此类。故治疗当以平肝息风为主。本方重用生赭石质重沉降，长于平肝潜阳，其性苦寒又能清降肝火，配合生白芍酸寒敛阴平肝，紧扣肝风内动病机。现代药理研究表明，白芍生用，较之炒制后芍药苷含量较多，敛阴平肝作用较强，说明王氏强调白芍生用有其实际临床意义。因上述二药偏寒且用量较大，故所治疗者可伴见头晕头胀、口苦口干、舌红苔黄、脉弦数。因本方滋补肝肾之力不甚大，故所治者肝肾阴虚表现如腰酸膝软、目干目赤、舌嫩红、脉虚大数等当不明显。全蝎、蜈蚣性善走窜，主入肝经，擅长息风止痉，搜风通络，二者相须为用，可治疗多种原因引起的痉挛抽搐，研末冲服而不煎煮，所含动物蛋白未经破坏，药力更强。

原方主治：神经系统病变属肝风内动者。

本方辨方证要点：抽搐痉挛等动摇不定症状伴见头晕头胀，口苦口干，舌红苔黄，脉弦数。

（三）四生饮（酸甘咸寒滋阴潜阳安神法）

组成：生龙骨50g　生牡蛎50g　生白芍50g　生地黄50g

方证分析：本方出自《龙江医派丛书·国医大师卢芳学术经验集》，为国医大师卢芳临床经验方。卢芳认为，自主神经功能紊乱多为精神因素造成大脑皮层兴奋和抑制过程的失调，因而症状繁多，病机以肾阴虚、心阴虚、肝阳上亢、脾气亏虚为主。其病本在于肾，肝肾同源，肾阴虚可致肝阴虚而阳亢，肝阴虚阳亢又可犯脾导致脾气虚。治病必求于本，治疗应以滋阴潜阳为主。本方以甘寒之生地黄入心、肝、肾经，滋阴清热，补肾养心，性虽寒但不伤胃气，质虽润而不滋腻；白芍酸寒养血敛阴柔肝，合以生地黄为四物汤结构之半，滋阴养血之力突出。生龙骨、生牡蛎咸寒益阴敛阳，镇静安神；牡蛎配白芍则敛阴潜阳又可止汗。全方四药皆为生用，故名"四生"，有滋阴潜阳、重镇安神之效。

根据卢氏所论，撷取其四生饮加减法并作简要释义如下：若以阴虚症状为主，见五心烦热，舌红少苔，脉细数，可加玄参以滋阴降火；若肝阳上扰症状明显，头昏胀痛，血压有时偏高，可加石决明、珍珠母以平肝潜阳；若血压偏低可加枳实；若以失眠症状为主，舌干红无苔，脉细数，纯系阴虚，无肝郁气滞及湿痰之象，可加酸枣仁、五味子、柏子仁；若失眠兼舌体胖大有齿痕、苔白腻，兼有脾虚湿停，则加合欢花、夜交藤安神又能解郁行气化湿；若以心火上炎症状为主，见心烦不寐、舌尖赤，可加黄连清心；若出现功能性失明，肝开窍于目，可加枸杞子、当归、白芍以滋养肝阴明目；若出现功能性失语，心主言，可加郁金、菖蒲豁痰开心窍；若出现感觉运动功能异常如四肢抽搐、肢体麻木，可加白芍、川楝子以养肝舒筋。

原方主治：自主神经功能紊乱、神经症属阴虚肝旺者。

本方辨方证要点：烘热，心烦，头晕头痛，口苦口干，腰膝酸软，舌红少苔，脉弦细数。

二十一、滋水涵木法类方

滋水涵木法指以生地黄、玄参、麦冬、决明子等甘润补肝肾阴之品为主，辅以钩藤、菊花、龙胆等凉肝平肝药组方，具有补肝肾、凉肝平肝的作用，用以治疗阴虚阳亢，化热冲逆所致的高脂血症、高血压、血管神经性头痛等病症。代表方有决明子饮、汪氏头痛方。

（一）决明子饮（甘咸寒滋阴潜阳凉血活血法）

组成：决明子30g 钩藤15g 菊花20g 生地黄20g 玄参15g 赤芍20g 桃仁15g 当归15g 川芎15g 枳壳10g 黄芩15g 生甘草10g。

方证分析：本方出自《全国著名老中医临床经验丛书·张琪临床经验辑要》，为国医大师张琪临床经验方。本方以决明子为主药，决明子味甘苦性寒，入肝、肾经，肝开窍于目，补肝肾阴，又能清肝火、散风邪，补中兼具清散之功，故为明目要药。现代药理研究表明，决明子有降血脂、降压、抗血小板聚集的作用，又有明目、润肠通便的作用。辅以菊花、钩藤甘寒，清肝热，平肝阳，"清头目息风"。故本方可治疗高脂血症、高血压见头昏目眩、视物不清、尿赤便秘、脉见弦滑或弦数者。配合生地黄、玄参甘咸寒质润，入血分，凉血滋阴，滋肾水使肝木不亢；桃仁、赤芍、当归、川芎养血活血；黄芩清气分郁热，亦可凉血。故可治疗高脂血症、高血压见口苦咽干、舌紫或有瘀斑者。枳壳辛行苦降，善行气宽中除胀，合以生甘草清热和中，故可治疗高脂血症、高血压见脘腹胀满疼痛者。全方共奏清肝明目、活血凉血之功。

原方主治：高脂血症、高血压病属肝肾阴虚，肝阳上亢，血瘀血热者。

本方辨方证要点：头昏目眩，口苦咽干，舌紫或有瘀斑，脉弦滑数。

（二）汪氏头痛方（甘苦辛寒滋阴降火散风法）

组成：菊花20g　连翘15g　防风15g　藁本15g　蔓荆子20g　龙胆15g　钩藤15g　蝉蜕15g　麦冬20g　生地黄15g　玄参15g　黄柏15g　泽泻15g　大黄5g　陈皮15g　甘草10g

方证分析：本方出自《龙江医话医论集》，为汪秀峰临床经验方。本病常见病机为外感风邪，上犯于头，久留不去，又有肝火化风，血热上冲，内外相召，风淫火郁，瘀阻经络，扰及清窍，导致头痛长久难愈。风性变动不居，头痛部位不定，性质各异，或全头痛，或一侧头痛，或胀痛，或钻痛，痛无休止，或时作时止等，皆是风象。此类患者素体肝肾阴虚，故易被外邪引动，化生肝火血热上冲，可见腰酸、目干、尿赤便秘、舌红苔薄、脉弦细数等。故本方滋阴潜阳、凉血清肝、疏风通络多法同用，以菊花、连翘、防风、藁本、蔓荆子辛散上行头目，疏风散邪；钩藤、蝉蜕、龙胆凉肝平肝，息风通络；麦冬、生地黄、黄柏甘苦寒凉血滋肾，降肝火，此为滋水涵木之意；泽泻清热利湿、大黄通腑泄热，可引热下行，从二便出；陈皮、甘草益气扶正。

原方主治：血管神经性头痛属外风羁留，引动肝火，血热上冲所致。

本方辨方证要点：慢性头痛，部位、性质不定，腰酸，目干，尿赤便秘，舌红苔薄，脉弦细数者。

二十二、补通升降法类方

补通升降法指以黄芪、白术、桑寄生、生地黄、白芍等补益脾肾、益气养血药，合以清化湿热、通络透热药等组方，具有补虚通络、升清降浊的作用，用以治疗糖尿病、脑梗死、周围血管病、肿瘤等属虚实夹杂，痰瘀阻络者。代表方为益气化痰汤、化瘀温胆汤。

（一）益气化痰汤（补益升清降浊通脉法）

组成：黄芪50g　地龙15g　桑寄生30g　葛根50g　生地黄20g　丹参30g　泽泻35g

方证分析：本方出自《龙江医派丛书·王德光学术经验集》，为王德光临床经验方。王氏认为，平素脑梗死及脑梗死后遗症皆有气虚，气虚不能推动血液运行，瘀血自生；气虚则水津敷布无力，停蓄为痰，故本病以气虚为本、痰瘀为标。故治疗当补气兼以祛瘀化痰；年高体弱，肝肾精血亏虚者，气血失畅，痰瘀互阻，而发中风。故治疗应滋补肝肾。本方配伍分为两方面：其一，甘温益气，滋补肝肾，强筋骨。本方重用黄芪甘温益气，以增强推动津血运行之力，又以味甘之桑寄生、生地黄补益肝肾、强筋骨、活血祛瘀。故可治疗脑梗死见半身不遂，肌肤麻木不仁，倦怠多汗，下肢乏力，舌紫暗，脉患侧弦大、健侧脉弦缓或沉弦等气虚血瘀，精血不足，筋骨肌肉失养之证。其二，祛瘀化痰，升清降浊。葛根功擅升清，使精、气、血上达清空；泽泻功善降浊，使痰湿、郁火下泄。故可治疗头晕头痛、耳鸣目眩、头重脚轻等清阳不升，浊阴不降之证。丹参活血化瘀，合以地龙虫类药入络搜剔痰瘀之邪，通脉之功更著，故可治疗脑梗死而见半身不遂、口眼㖞斜、舌强语謇、口角流涎、饮食则呛、舌紫暗、苔白腻等痰瘀阻络之证。

原方主治：脑梗死及脑梗死后遗症属肝肾亏虚，气虚痰瘀阻络者。

本方辨方证要点：半身不遂，头晕目眩，下肢乏力，舌紫暗，苔白腻，脉患侧弦大，健侧脉弦缓或沉弦。

考辨：王德光组方每宗古代医家发微之言、绳墨之言，参考现代药理研究，筛选用药。《本经》谓黄芪主大风，王清任拟定补阳还五汤即重用黄芪作为主药治中风虚证多效，故本方重用黄芪补气。又《本经》言："（干地黄）主折跌，绝筋，伤中。逐血痹，填骨髓，长肌肉。"可见生地黄有补肾强骨、活血化瘀的功效，历代本草方书中多见应用地黄活血化瘀的记载，故本方用之，既补阴精又活血通脉，一药两功。脑梗死患者多有高血压及血液流变学改变，故本方选药多注意筛选药理研究有降压、改善血液流变学的药物。现代药理研究表明，黄芪重用30g以上，确有降压作用；桑寄生亦可降压，并可扩张小血管，改善微循环；地龙则有抗凝血、溶血栓双重作用，且有保护脑神经细胞及降压的作用，临床研究也证实地龙在治疗脑梗死方面有重要作用；丹参能改善脑梗死后缺血缺氧状态，有抗血小板作用；葛根有扩张颅内动脉，增加脑血流量作用，可明显改善脑微循环；泽泻有明显的降糖调脂、抗血小板聚集、抗血栓形成及增强纤溶酶活性等作用。

（二）化瘀温胆汤（分消走泄清透和血法）

组成： 清半夏10g　陈皮10g　茯神15g　枳实10g　竹茹10g　炙甘草10g　生白术15g　黄芩10g　葛根20g　生地黄20g　酒白芍40g　牡丹皮15g　生姜15g

方证分析： 本方为张福利临床经验方，根据笔者近年跟诊记录总结而成。张氏认为，龙江民众高发内伤疑难病如糖尿病、周围血管病、肿瘤等，广泛存在湿热–痰结–血瘀依次迭代的病机演变特点。龙江地区寒冷时节漫长，室外活动不便，民众长时间"猫冬"在家，久坐少动，气机怠惰，又好酒重肉，长此以往，湿邪内生，日久酿生湿热，症见体胖身重、倦怠乏力、胸闷不饥、便垢口黏、舌苔白黄而腻、脉濡缓、脉压差小等。治宜芳化、苦燥、淡渗，以促湿热外排。若湿热未能及时祛除，机体湿浊过盛，聚而生痰，则转为痰浊状态，症见舌苔颗粒粗大或舌苔有堆砌感，此为湿聚生痰的典型舌象特点，血糖、血脂、血尿酸水平随之异常升高，治宜清化痰热。若痰浊凝聚日久，气病及血，导致瘀阻络脉，此时患者常见舌质紫暗或舌下络脉迂曲，脉弦涩或结，多发微血管或心脑血管病变，即叶天士所谓"久则瘀热入络"。若"湿热"已经"致瘀"，既有气经层面之湿热、痰浊，又有阴络瘀阻，故当上下分消、气血同治，清化湿热、痰浊与凉血化瘀通络并重。气经层次之湿热、痰浊祛除，有利于阴络之瘀热内消、外透；阴络之瘀热得解，气经层次之湿热、痰浊亦易于祛除。

本方为张氏针对诸多疑难重症属湿热致瘀、久病入络者之经验良方，方以半夏、竹茹祛湿化痰清热；枳实破气消积，化痰除痞，助半夏、竹茹清化之力；白术生用，生者气锐，善于运脾化痰除湿，再合陈皮理气健脾，杜痰湿再生之源；茯神禀受松木之阳，渗湿又能升阳，清阳升亦有助于浊阴降，是为上下分消之义；甘草调和诸药。诸药苦辛微甘，形成温胆汤结构，共奏分消走泄三焦痰湿郁热、鼓舞全身气化之功。现代研究也表明上述药物具有纠正糖脂代谢紊乱、保护血管内皮细胞等作用。张氏治络，创新性耦合叶天士卫气营血系统观，认为营是"卫气阳"与"营血阴"病位层次之交通枢纽，故在上药基础上加生地黄、酒白芍滋营阴、凉营阴、活营阴，以促使"络气还经"，络中瘀热有外达之机，合以牡丹皮清透络中之热；葛根轻清升散，透热之外又能活血扩脉，合以黄芩苦降，凉血清热燥湿，既助温胆汤结构清化之力，又接引瘀热外达。现代药理学研究表明"葛根–黄芩"药对具有改善胰岛素抵抗、抗氧化的作用，对于糖尿病干预治疗具有重要意义。另以生姜味辛微温，相反相成，使诸药凉而不遏，气血流通，临床屡愈大症。

原方主治：糖尿病、脑梗死、周围血管病、肿瘤等属湿热致瘀、久病入络者。

本方辨方证要点：舌红绛，或有瘀点、瘀斑，或舌下络脉迁曲，苔黄腻，脉沉弦涩结。

附篇 研究论文要览

一、龙江医学发展源流及著名流派分支传承现状调查研究概况

龙江医学是在黑龙江特殊的地理气候、历史、文化等诸多因素影响下，通过一代代龙江医家既秉承师门授受，又经现代中医教育洗礼，历经长期临床实践，逐渐形成的具有鲜明黑土文化特色的寒地医学。笔者基于多年调研成果，系统梳理龙江医学发展源流，提炼龙江医学学术特点，以期为中医学术流派未来发展提供参考。

1.龙江医学发展源流

历史上黑龙江地区的医疗主要以经验性医学与少数民族医学为主，自唐代以来，中医学术逐步发展起来。明清时期，大批内地读书世家流寓龙江、延医授学，龙江医学渐成规模。

自清代至20世纪40年代，龙江医学分为6个支系：龙沙系，强调首学四书五经，再学医籍，崇尚经典，善用经方，行医于黑龙江省嫩江、讷河、克山、望奎一带；松滨系，因沿松花江畔行医而得名，多以《寿世保元》《万病回春》为传习教材，临证重视保元固本；呼兰系，专重《医宗金鉴》，擅长时方，用药精炼，治热性病经验丰富，行医于黑龙江省哈尔滨、呼兰、绥化、阿城一带；汇通系以阎德润为代表，主张中西医汇通，为近代西医界研究中医而成就卓著者；"三大山派"，属走方铃医，偏重奇方、膏药外治，以刺络放血手法称绝；宁古塔系，活动在今黑龙江省宁安一带，擅治金疮、冻伤。

此后，高仲山自上海学成至哈尔滨，成立中医学术团体，兴办中医教育，龙江中医学术面貌焕然一新。1941年，高仲山创办"哈尔滨汉医学讲习会"，培养中医500余名，如马骥、张琪、赵正元、钟育衡等，为中医传承做出了历史性贡献。1949年后，高仲山等先后创建黑龙江省中医进修学校、黑龙江省祖国医药研究所（今黑龙江省中医药科学院）等，在此基础上于1959

年创建黑龙江中医学院（今黑龙江中医药大学，下同），汇聚龙江各地中医精英入校任教，大批中医在此系统接受现代中医教育，互相撷取交融，形成了独具特色的地域性中医学术流派——龙江医派。2010年以来，黑龙江中医药大学系统研究龙江医学学术传承与保护，先后出版《龙江医派丛书》等研究专著。龙江医派2016年入选黑龙江省级非物质文化遗产保护名录，2020年列入《黑龙江省中医药条例》。

2.龙江医学学术特点

龙江医学多元汇聚，针对黑龙江地区特殊的疾病谱、证候谱，立足黑龙江地产药物，逐渐形成了颇具寒地和黑土文化特色的学术特点。

（1）多元汇聚，融合各地医学之长

唐代时期，黑龙江地区隶属渤海国。渤海国受唐王朝册封后，中原文化大规模输入，龙江医学由此逐步积累而来。金代女真政权兴起于黑龙江，后金兵攻陷宋都汴梁，掳大批医药人员北上，亦搜掠大量医药典籍和医药器具，较大程度地促进了中医药在黑龙江的发展和传播。明清时期，中医药开始更大规模地传入，并逐渐成为龙江医学主流。清代康乾时期，内地文人流放至此，讲学授徒，影响较大，称流人医家，以方拱乾、吕留良子孙等为著名代表。由于历史原因，近现代龙江名医如高仲山、马骥、华廷芳、王德光等精通日语，治学之时对日本汉方医学内容多有吸纳，这也是龙江医学多元汇聚、兼收并蓄的学术特点体现。

（2）研修偏重明清医学典籍

清代以来，龙江医家除诵读《汤头歌诀》等歌诀类中医著作外，多以《寿世保元》《万病回春》《医宗金鉴》等明清医学典籍为修习课本。其中《医宗金鉴》作为官修教材最为盛行。该书涵盖临床各科，既有易记之歌诀，也有详细之解说，便于学习。大批近现代龙江医家对《医宗金鉴》记诵如流，熟练应用于临床各科，成为龙江医学地方特色。

（3）善治复合、疑难病症

黑龙江寒冷时段漫长，寒邪凝涩，气滞津停；阳气易为外寒所伤，津液失布，加之冬季室内温暖干燥，易生内燥。寒燥相搏，易致支气管炎、肺气肿、哮喘、风湿性关节炎等。寒地民众户外锻炼较少，加之黑龙江民众好酒重肉，蔬菜水果摄入偏少，易生痰热，多发心脑血管疾病、糖尿病等。总之，黑龙江民众以外因寒燥兼内伤痰热致病为多，加之保健意识相对薄弱，往往外感、内伤夹杂，复合、疑难病症多，治疗棘手。龙江医家长年诊疗上述疾病谱、证候谱患者，习惯于纷繁复杂之中精细辨证，重视脾肾，强调痰瘀相关、水血同治，温润、清化并举，总以愈疾为期。

（4）善用道地药材

黑龙江地区山河纵横，森林茂密，道地药材丰富，龙江医家善用刺五加、北五味、防风、细辛、鬼针草、穿山龙、翻白草、地锦草、白屈菜、狼毒、福寿草、满山红、暴马子皮、猪毛菜、地骨皮等"北药"省病疗疾。部分龙江名医对道地药材进行系统整理、验证，如史献章整理尚志地区药材420种，附方4000多首；武雅滨整理北安地区药材156种，为黑龙江道地药材积累了宝贵的应用经验。

3.龙江医学著名流派分支传承现状

龙江医学内科流派以高氏内科、马氏内科、张氏内科尤为著名。

（1）高氏内科

1）学术源流：高氏内科创自高仲山。高仲山（1910—1986），著名中医学家、中医教育家，黑龙江省"四大名医"之首，龙江医派奠基人。高仲山生于中医世家，祖父高雨亭、父亲高广德、叔父高广福均为当地名医。高仲山于20世纪二三十年代求学于上海中国医学院，师从秦伯未等，后来于哈尔滨行医、办学，培养了大批中医人才。1979年，高仲山领衔的伤寒学科获得全国首批硕士学位授予权，主要传承人为高雪、曲敬来、李敬孝等。

2）流派特色：①倡导中华大医学观。高仲山作为早期龙江医学领军人物，抗战时期即大力倡导中华大医学观，中西医互参融会，1949年后，更是积极主张中西医互相取长补短，提出"为创立祖国新医药学派而努力"。在教育理念上，高老"重经典、秉师传、据家学、参西法、多实践"，主张建立中西医两种思维习惯。在创建黑龙江中医学院等院所时，高老不仅广纳中医名家，还聘请西医基础与临床名师；课程设置主张七成学中、三成学西，对龙江医学发展影响深远。②善治热病、疫病。高氏内科以善治热病著称，治疗热病初期多用连翘败毒汤清热解表；若热毒内陷闭窍，多用凉黄酒调服安宫牛黄丸清心开窍；营血热盛，迫血妄行，多用消斑青黛饮凉血解毒消斑；若燥热内盛，耗伤津液，腑气不通时，以加减承气汤类方釜底抽薪，急下存阴。而且，高氏内科善治霍乱、白喉、大头瘟、温毒发疹、烂喉痧、瘟黄等疫病，如高仲山曾以急救回阳汤治愈霍乱千余例。

（2）马氏内科

1）学术源流：马氏内科创自马骥。马骥（1913—1991），黑龙江省"四大名医"之一。马骥随祖父清廷御医马承先习医，学成后行医于哈尔滨。1950年，马骥创办东北地区第一个联合医疗机构——哈尔滨市中医联合诊所。1986年，马骥领衔的中医内科学专业获得全国首批博士学位授予权，主要传承人为马龙侪、于福年等。

2）流派特色：①"马派"中医研修方法。马氏内科有一整套颇具特色的"马派"中医研修方法。其一，从源到流地学习，主张学医首先学好中医四大经典，背诵《伤寒论》《金匮要略》，选读《内经》《神农本草经》（简称《本经》，下同）等，而后旁通各家，方能高屋建瓴，左右逢源。其二，临证用药以《本经》为旨归，将仲景之法融贯于《本经》解读之中，以经方推衍《本经》药物之功用，以《本经》探悉经方用药之理法。其三，主张医艺相通，认为学医不仅要专业功底扎实，还要广泛涉猎文、史、哲、天文、地理、人事等。②重视日本汉方医学研究。马氏内科重视吸纳日本汉方医学学术精华。如马骥曾深入研读吉益东洞《类聚方》、汤本求真《皇汉医学》、山田正珍《伤寒论集成》、尾台榕堂《类聚方广义》及和田启十郎《医界之铁椎》等，尤重清水藤太郎所著《医药拉丁语》一书。此外马骥还喜读吉益南涯、六角重任、丹波元简、中川成章、浅田宗伯及矢数道明等人之著作。

（3）张氏内科

1）学术源流：张氏内科创自张琪。张琪（1922—2019），著名中医临床家、中医教育家，首批国医大师，黑龙江省"四大名医"之一，全国肾病治疗中心奠基人，当代龙江医派之旗帜。为加强国家中医药管理局职能，张琪曾联合邓铁涛、路志正等名老中医"八老上书"，影响深远；在人才培养传承上，院校教育、师承教育并重，为黑龙江中医教育做出了重要贡献，主要传承人为张佩青、曹洪欣、姜德友等。

2）流派特色：张氏内科善用大方复治法治疗疑难杂病。疑难杂病常见寒热错杂、虚实夹杂、兼夹证多等特点，故张氏内科常多法合用，处方药味常达20~30味，虽药物繁多，但条理清晰，相辅相成，疗效显著。如其认为慢性肾炎及肾功能不全的病机以脾肾两虚为本，水湿、血瘀、热毒为标，如此寒热虚实错杂，非一方一法所能奏效，故治疗当大方复治，补肾健脾、祛湿、解毒、活血、化浊、清利湿热并举，补正不碍邪，祛邪不伤正。对此，北京中医药大学肖相如教授跟师张琪学习后亦撰有专文阐述，对张氏内科善用大方复法深为服膺。

龙江医学外科流派以白氏外科尤为著名。

（1）学术源流：白氏外科创自白郡符。白郡符（1921—1998），回族，自幼随父白连国习医，后任佳木斯市第三医院外科医师，求治者甚众，1963年调入黑龙江中医学院，负责中医外科医疗和教学工作。白氏外科主要传承人为白恩贤、王远红等。

（2）流派特色：白氏外科内外并重，善用回医外治法如涂治疗法、油法、熨敷疗法、熏法、敷法等治疗外科疾病。如白氏解毒膏制作工艺颇有回医特色，制法如下：以香油5斤，将药物浸泡1个月；煎熬时加入乳香、没药、血竭、血余炸至枯褐色，滤去药渣；将药油入锅，再加入松香，待松香溶化后入樟丹，出锅置水盆中待用。此膏外涂治痈、疽、疮疡、疔毒等疗效十分显著。

龙江医学妇科流派以韩氏妇科和于氏妇科尤为著名。

（1）学术源流：韩氏妇科创自韩百灵。韩百灵（1907—2010），著名中医妇科学家，黑龙江省"四大名医"之一，出身中医世家，师从臧鸿儒、王化三等，为黑龙江中医学院国家重点学科中医妇科学奠基人，国内首批中医妇科学博士生导师。韩氏妇科主要传承人为韩延华等。

于氏妇科始自于盈科。于盈科（1892—1969），吉林省榆树市人，师从张锡纯，后行医于黑龙江，声名鹊起。1958年，于盈科选调为黑龙江中医学院首批骨干教师。于盈科临证辨治精准，授徒极严。于氏妇科主要传承人为王秀霞、王维昌等。

（2）流派特色：①创立"肝肾学说"。韩氏妇科辨治多从肝肾入手，创立"肝肾学说"，提出妇科疾病主要在于肝、肾、脾、气、血5字，无外乎虚、实、寒、热、痰、郁、积聚之变化。其中，肝司血海，肾主生殖，同盛同衰，妇科病病机之要在于肝肾阴虚，立"养肾之阴，敛肝之阳，壮水之主"法，创制百灵调肝汤、育阴汤、百灵止崩汤等妇科名方，临床疗效突出。②善用活血化瘀法和温阳法。于氏妇科善用活血化瘀法治疗宫外孕、宫颈癌、血瘀不孕、血瘀性癫狂等急重难症，如于盈科以琥珀散治疗宫外孕疗效确切。于氏妇科亦善用温法治疗妇科病。如主要传承人王秀霞善用温润补肾填精法治疗恶性肿瘤化疗后骨髓抑制；王维昌倡"温生天癸"治疗多囊卵巢综合征、分期温通治疗子宫内膜异位症等。

龙江医学针灸流派以孙氏针灸和高氏针灸尤为著名。

（1）学术源流：孙氏针灸创自孙申田。孙申田（1939—），全国名中医，在全国率先提出将中医针灸学同现代神经内科相结合，组建了黑龙江中医学院首个针灸神经内科病房，主要传承人为孙忠人、孙远征、梁立武等。

高氏针灸创自高维滨。高维滨（1944—），曾任黑龙江中医学院附属医院神经内科主任，善于项针治疗延髓麻痹，曾获2004年度国家科技进步二等奖，主要传承人为盛国滨等。

（2）流派特色：①创制系列特色针法。孙氏针灸大力提倡在传统头针应用的基础上结合现代神经内科知识，首创经颅重复针刺法手法及头针11个刺激区划分法、调神益智法、滞针提拉法、孙氏腹针疗法等特色诊疗方法。②项针治疗延髓麻痹。高氏针灸擅长项针治疗延髓麻痹，总结系列效穴，即针刺风池、供血、翳明穴改善脑部血液循环以治本，针刺廉泉、外金津玉液穴恢复舌肌的吞咽与构音功能，针刺治呛、吞咽穴恢复会厌和咽缩肌的吞咽、构音功能，针刺发音穴来恢复发音功能以治标。

龙江医学推拿流派以王氏推拿尤为著名。

（1）学术源流：王氏推拿创自王选章。王选章（1937—2021），创建黑龙江中医学院附属医院推拿科，从学者众，形成了独具学术特色的龙江推拿流派。王氏推拿主要传承人为王先滨、吴文刚等。

（2）流派特色：王氏推拿认为，伤科临床形态和气机并重，不同于中医内科主论气化。伤科疾病轻则及气，重则及形，凡伤形者必然及气，伤气者未必全都及形。如果仅为伤气，单纯调理气机即可恢复。如腰肌扭伤疼痛，无小关节紊乱，点按手部腰痛点，可立即止痛。伤形的治疗原则为局部治疗，如骨折脱位等形伤必须局部整复，单纯应用远位治疗必然无效。如果形气俱伤，必先局部正形，然后远端调气；先伤气后及形者，必先调气，然后正形。在此基础上，王氏推拿倡"五部"辨证，确定皮、脉、肌、筋、骨具体哪一部位的损伤，然后确定损伤的程度、性质，用五行生克指导设计手法治疗。

4.讨论

龙江医学学术特色的形成有深刻的寒地和黑土文化烙印。如龙江医学著名流派分支老一辈先辈名家多数经历清末、民国、新中国等时期，在此风云变幻、中西论争之际，高仲山等倡导中华大医学观，捍卫国医学脉，对龙江医学发展影响深远。又如，龙江医家为学、为医多善于师承与现代教育相结合，如孙氏针灸特色诊疗方法、王氏推拿形气辨证和"五部"辨证皆是如此。又如，基于黑龙江特殊的疾病谱、证候谱，张氏内科大方复法应运而生。总之，调查研究龙江医学发展、传承，应当紧密结合龙江地域特殊的自然、社会因素，不可臆断，如此方可取得客观、正确的成果。

笔者按：本文发表于《中国医药导报》2022年19卷第9期140–143页。

二、龙江医家学术特色浅述

黑龙江中医药学经过漫长地孕育，吸收多民族医药成分，到清末和民国初期，基本形成龙江医派的格局。此后高仲山先生联合龙江同道兴办中医教育，成立中医团体，发行学术刊物，龙江医派渐趋繁盛。龙江诸医家秉承中医经典，融会贯通，自出机杼，在边疆独特的人文、地理、环境下，师承与现代中医教育结合，薪火相传，形成了鲜明的学术特色。笔者不揣鄙陋，结合高仲山等龙江医家医论医案，浅述如下。

1.首重经典，博采众家之长，主张学以致用

龙江医派诸位医家共性是重视经典，多毕生研习经典要义，并博采众长，融会己见，学以致用。如马骥、华廷芳、吴惟康、张琪、王维昌皆是治学兼收并蓄，上自《内经》《难经》，下及清代诸家及近代名家之著述，无不博览深究，细心体悟。其中马骥强调学医先读四书五经，扎实的经学功底对学医临证最有帮助，学医则主张从源到流；另日本汉方医家著作亦当参读，如吉益东洞《类聚方》、汤本求真《皇汉医学》、山田正珍《伤寒论集成》、尾台榕堂《类聚方广义》、和田启十郎《医界之铁椎》、清水藤太郎《汉方掌典》等。华廷芳尤重《伤寒论》，并毕生致力于此书研究，不但广泛涉猎诸多注家意见，而且对《伤寒论》研究中的许多问题有独特见解，如伤寒六经

实质、病发于阴阳及六七日愈解、阳旦证探讨、血室的分析等，此部分内容集中于他的未刊稿《伤寒释疑》中，其研习方法和许多创见均对后学学习和临证甚有意义。吴惟康长年致力于中医各家学说研究，不仅对医书悉心精研，而且为宽识拓胸，对稗官小说、野史轶闻也有广泛涉猎，曾著《医药史料笔记选》。张琪善于博采众家，融会新知，如其精通金元四大家之说，对叶吴薛王温病学家理论、王清任活血化瘀论、张锡纯中西汇通理论等研究颇具心得，故能临证游刃有余，善愈疑难。王维昌尤其推崇《景岳全书》和《医宗金鉴》，认为此二书收罗宏富，条理明晰，论证处方，颇切实际，并学以致用，着力中医科研，先后筛选研发康妇消炎栓、宫颈消炎栓等各种制剂20余种，其中不少剂型新颖，疗效稳定。

2. 衷中参西，融会新知，倡中华大医学观

龙江医派形成发展之时正值外国列强入侵东北，西方医学大量传入。由于政治文化等种种原因，此时废除中医的呼声日高。龙江医家一方面铁肩担道，于民族危亡之际捍卫医林一脉，一方面高瞻远瞩，衷中参西，倡中华大医学观。不少龙江医家主动应用西方医学科学实证方法，研究中医，指导临证，颇有特色。高仲山作为早期龙江医派之领袖，早年即大力倡导中西医互参融会，1949年后，更是积极主张中西医互相取长补短，以期建立统一的新医学。在教育理念上，主张建立中西医两种思维习惯，倡导中华大医学概念。高老认为，中医学术的发展，不能脱离时代进步。一切科学成果都应该为我所用，提倡中西兼收并蓄，以中为主，以西为辅。在师资队伍建设中，他不仅广纳中医名家贤士，还聘请西医基础与临床名师。在课程设置上，主张七成学中、三成学西。中医学习重视经典、重视临床实践；西医学习重视生理、病理、药理、生化，重视临床诊断。高老的中华大医学观对后来龙江医家指导临证和龙江中医教育规划发展影响深远，此后马骥、张琪、王维昌、王选章等龙江医家皆受此影响，衷中参西，为中华大医学观的具体理论建设和临床实践做出了贡献。

3. 辨治外感热病重视伏气与体质相结合

高仲山临证精于外感热病，早年初至哈尔滨行医，即活用《医林改错》急救回阳汤挽救霍乱病者数以千计。20世纪五六十年代，高仲山曾领导龙江医家防治流脑、乙脑、肠伤寒、痢疾、白喉、流感、结核等多种传染病。高老结合多年外感热病防治实践，深研外感热病发病机制，认为《内经》关于所谓伏气致病之"冬伤于寒，春必病温"应解译为"冬伤寒邪，治必发汗，汗泄则气阴两伤，至春遂易感风热而成温"；"藏于精者，春不病温"则从反面说明"冬日闭藏，不当疏泄，否则精气不固，至春易感风热而成温"；而"冬不按蹻，春不病温"也从反面说明了"按蹻所以助热，有冬毋扰乎阳，阳扰不密，至春亦易感风热而成温"。由此简单归纳为"温病之成，在冬日精气耗散"。依高老所论，伏邪发病的本质就是指平素阴、血、精、津、液有亏之体弱者，遇外邪侵袭时迅速入里化热的临床过程，也指平素湿热盛或燥热盛之体质失调者，易因感受外邪而相应发为湿温或风温、热毒之类温热病的临床过程。高老所撰《伏邪发病的本质》中，已较为明确地将伏邪和体质联系起来，启示医者从体质出发，先证而调，更合理地防治外感热病。

4.复合病症宜用大方复法

张琪以善用大方复法著称，他认为疑难杂症大多病机错综复杂，复因治不得法，病程日久不愈，疾病发展过程中常出现寒热错杂、虚实夹杂、兼夹证多等特点。因此，要辨明虚实轻重，寒热甚微、湿瘀有无等。由于病机复杂，涉及多个病理环节，药味少则难以兼顾，而谨守病机，选用大方多味，复法分治，对病机多个环节各个击破，上下表里相及，寒热虚实兼顾，阴阳调济，疗效方佳。故张老处方常多法合用，药味数目超过常规，剂量也相应加重，每方药味多在15味以上，常达20~30味。张琪治疗复合病症虽药物繁多，却是针对性组方用药，故处方药味多而不滥，条理清晰，相辅相成，疗效颇佳。如慢性肾功能衰竭病机虚实夹杂，脾肾两虚常常夹有血瘀、湿浊、热毒，因而他主张在处方中分层次用药，常补脾益肾、活血化瘀、祛湿泄浊、清热解毒等诸多药物合用，方中既用四君子汤益气健脾，又加菟丝子、熟地黄等补肾益精之品，同时又用连翘、大黄、黄连合草果仁、半夏以清热解毒化浊，桃仁、红花、丹参、赤芍活血化瘀。药味达20多种，但却多而不乱，有法可循，疗效甚佳。

5.扶阳气法和化瘀利水法

吴惟康对中医治法颇有研究，提出扶阳气法和化瘀利水法。他认为保扶阳气于临证极为重要。扶阳气法是针对机体阳气虚弱而设，由于五脏各有阳气，所以扶阳气又有五脏之别，具体包括温阳通痹法、温阳补肾利水法、升助阳气法、温扶心阳法和温经祛瘀安胎种子法。温阳通痹法适用于痹证，虽言痹证多因风寒湿诸邪入侵而成，但阳气失于温煦实为发病关键，故治疗应着眼于温通阳气。温阳补肾利水法主要用于水气病久不愈之证，水气病虽与肺脾肾三脏有关，而肾气亏虚，气化失常实为决定因素，单利水则水暂去而复生，故吴老认为"治水不治肾非其治也"，而治肾关键在于温补肾阳，离照当空，阴霾自散，水道即通。升助阳气法即升阳气之法，适用于阳气虚弱，清阳不升或下陷之证，如少气懒言、气短、子宫脱垂、月经过多、胃下垂、便溏或便秘、便血、脱肛、腹坠等，治疗时当于补阳药中加入升提之品，以举陷升阳，而脾胃居中，为气机升降要冲，故升助阳气之关键在于补脾。温服心阳法适用于心阳虚证，心阳气虚，运血无力，每多见心脉痹阻，用此多效。温经祛瘀安胎种子法适用于冲任虚寒、瘀血内阻之反复性流产、胎动不安或不孕等，治疗此类疾病一般多用补法，但在临证中，也常见屡用补剂无效，而用温经祛瘀法取效甚捷，学者识之。

吴老研习古书善于发现规律，读《千金翼方》时发现此书65卷中有44卷用利水药，《温病条辨》中辛凉解表之银翘散中也有竹叶、芦根等利水药，于是整理思考，悟出利水药的多种临床作用，遂将之广泛运用于瘀血、高热、淋证、痹证、痰饮、水气、结石、下利、呕吐、喘咳等多种病症，利水排邪，疗效显著，由此拓展了《金匮要略》化瘀利水法的临床应用。当代活血化瘀法研究中，对凉血化瘀、解毒化瘀、开窍化瘀、温阳化瘀、益阴化瘀、行气活血、活血通络、活血祛风等都有广泛研究和应用，而化瘀利水法作为活血化瘀法之一，当时专门研究者寥寥。吴老将化瘀利水法推而广之，开国内之先声。

6.推拿形气辨证和五向六法

王选章在推拿领域久负盛名，强调沿袭经典，发掘古籍，并用《内经》的经典理论来阐发推拿学术理论，指导推拿临床实践。王老提出推拿学当以"八纲""脏腑""皮、脉、肌、筋、骨"为辨证基础，以经络、气血为治疗要略，形成一整套指导推拿教学和临床实践的理论体系。根据临床手法实践，王老主张形气辨证以分辨病因，病分表里，伤分形气，法分刚柔，力分五向。因分疾病，人分形气，作为推拿，法分动静，力分刚柔，按摩之法必用力，动静刚柔同时体现于手法用力之中。王老以阴阳动静为纲，以五行立拿、推、摩、动、按五法，应用于皮、脉、肌、筋、骨五部，五向即直行推、环行摩、向上拿、向下按、关节沿轴线活动（即转动）；六法有振、动、拍、打、叩、颤。此为推拿手法分类的纲目。王老强调："手法何以用五行分？行者动也。物法运动，一动一静，故分阴阳，其动有向，向五六量，以计动态，以与人体结构相应为用。向上者拿，用于皮表，以解表邪以通卫气，皮在五行属金，若天之星，若人之肺，通天气，主杀伐，可通可止；直行通血，在五行属君火，推擦可发热，可通血脉，可制拿法之静，故拿后当推。"

7.讨论

以上龙江医家多数经历清末民初、新中国等时期，故清末中西汇通思想、大量传入日人汉方医学著作以及1949年后中医教育和传承之新生皆对诸家学术特色产生重要影响。比如高仲山曾求学上海，师从秦伯未等名家，得海上衷中参西之真传，为其后来所倡中华大医学观之滥觞；至哈尔滨后疫病时发，其中不少属于外感热病范畴，高老作为龙江中医领袖，长年领导并参与疫病防治工作，故其外感热病防治理论和实践经验丰富。马骥承御医之学，医文基础扎实，并且通晓日语，故对日人汉方医学著作研究轻车熟路，容易深入。华廷芳勤学不辍，毕生专力《伤寒论》，故能阐发仲景微意，发前人之未发。吴惟康长于文献研究，故善于从古医书中发现中医至理，进而推而广之，指导临床。王维昌烂熟经典，着重实践，不忘科研，故能临床取效，并研发各种制剂推广应用。王选章以经为指南，结合推拿实践，终创系统独特之中医推拿理论。张琪在诸医之中年寿最高，历70年临证生涯，至今不息，声望日隆，慕名来诊者众多，是以近年所治皆屡治不效之疑难重症，病机错综复杂，根据临床实践得出大方复法方能取效之结论，非徒以大方自炫或获利也。由此得知，研究医家学术特色，当结合其具体成长和诊疗背景，不可臆断，按照想当然之所谓常理指摘其临床得失。

笔者按：本文发表于《中医杂志》2013年54卷第19期1702–1704页。

三、龙江医家学术特色浅述（续）

黑龙江中医药学多元汇聚，中西汇通，到清末和民国初期，基本形成龙江医派的格局。此后高仲山先生兴教育，办学会，龙江医派渐趋繁盛。龙江诸医在边疆独特的人文、地理气候条件下，师承与现代中医教育结合，薪火相传，行医风格有鲜明寒地和黑土文化特色。对此，笔者曾撰写发表《龙江医家学术特色浅述》一文进行阐发，随着研究深入，关于龙江医家学术特色又有新的发现，今再续前文，就正广大同道。

1. 形气辨证和"五部"辨证

王选章在推拿领域久负盛名，倡导形气辨证和"五部"辨证。《素问·阴阳应象大论》言："气伤痛，形伤肿。故先痛而后肿者，气伤形也；先肿而后痛者，形伤气也。"王老认为，伤科是以形态学为基础，又特别注重气机变化，不同于中医内科主论气化，临床辨治过程中形态和气机并重。伤科疾病轻伤则及气，重伤则及形，凡伤形者必然及气，伤气者未必全都及形。如果仅为伤气，"气伤用远调"，单纯调理气机即可使伤痛恢复。如腰肌扭伤疼痛，无小关节紊乱，仅为肌肉张力高，点按手部腰痛点可立即止痛。伤形的治疗原则为局部治疗，如骨折脱位等形伤必须局部整复，单纯应用远位治疗必然无效。如果形气俱伤，必先在局部正形，然后远端调气；先伤气后及形者，必先调气，然后正形。

在形气辨证基础上，进一步进行"五部"辨证，确定有形部分具体哪一部位的损伤，然后确定损伤的程度、性质。"五部"即皮、脉、肌、筋、骨，这是中医学对人体构造的基本认识。"五部"辨证具体而言，皮病凡属伤气多见麻、疼、痒；伤形则皮肿、疮疖，皮破、出血。脉病多见颜色、血流的改变，其中动脉病多是血流改变；静脉病则常见疼痛及色形变化。肌病主要表现为肌力减弱以及肌肉萎缩、拘急等。对于肌肉损伤，主要是劳伤和外伤等力的因素。筋病多见拘急和弛纵，在筋病中，痹证是主要证候之一。筋痹以疼痛和关节屈曲不能伸直为主症，而筋伤则为筋肿、筋移、筋断等。骨病临床以骨痹多见，表现为骨痛、骨节变形，甚至关节强直。王老强调，"五部"辨证要与拿、推、摩、按、动五法逐一对应，而且这种对应符合金、火、土、木、水的五行对应关系，临床以五行生克法则为指导设计手法治疗，临床疗效肯定。上述辨证方法可操作性强，临床指导意义大，学习运用者众多，形成了颇具特色的龙江医派推拿分支。

2. 药力判定公式

国医大师段富津一生致力于方剂学研究，认为方剂药物君臣佐使划分可根据药物在方剂中的药力大小来确定，进而准确把握方剂功用和主治。由此，段老提出"药力判定公式"：药力=药量+配伍+剂型+服法+其他。具体而言，其一，力大者为君。在单味药物药力相当的情况下，药物用量大者药力大，即为君药。如炙甘草汤以炙甘草冠名，但方中生地黄用量重达1斤，药力大于甘草，当以生地黄为君，提示炙甘草汤是在补阴养血的基础上扶助阳气，符合本方配伍要义。需要注意的是，若单味药物药力相差甚远，药物用量虽大也不一定药力大。如犀角地黄汤方中犀角（水牛角代）用量远小于生地黄，但凉血之力最胜，仍是方中君药。所以段老强调，力大者为君，而非量大者为君。其二，君药主导全方，他药匡扶君药。段老认为，君药主导全方作用方向，同一药物在不同君药主导作用下，里药可达表，表药亦可入里，从而发挥不同的药效。如桂枝一药，在麻黄汤中，受君药麻黄的主导作用，重在发汗解肌；在桃核承气汤中，因受君药大黄、桃仁的影响，则重在通血脉，防他药凉遏气血。而且，君药与方中其他药物的配伍变化又可影响君药特定功用的发挥。如小柴胡汤中，君药柴胡重用8两，在柴胡主导下，方中黄芩亦入半表半里，清透少阳邪热；若柴胡与黄芩用量相同，在黄芩苦寒入里作用的影响下，则全方无法发挥解肌透表的功用，反偏于疏肝解郁清热矣。其三，剂型、服法等因素往往也对药力产生影响。如理中丸虽每服"三四丸，然不及汤"。段老上述思想在国内影响较大，现行《方剂学》教材已充分贯彻进行方剂组方原理分析，有效解决了诸多古方方义之争。

3. 用药考究，善用道地药材

龙江医家用药考究，常捕捉古人本草遗韵，多有发明。如华廷芳据《本经》论述，成功筛选治疗淋证药对桑螵蛸、石韦，用以通利水道，治淋涩不爽，且能益精补肾，发前人之所未发。又如乌梅一药，一般仅从酸敛之品认识，但《本经》明言乌梅主"死肌""蚀恶肉"，故马骥临床经验方柔肝煎用乌梅和肝血，软坚散结；胃黏膜萎缩为癌前病变，即"恶肉"，陈景河以乌梅为主药治疗萎缩性胃炎颇效，亦是取其活血除恶肉之用。又宋代方书如《圣济总录》《太平惠民和剂局方》等以乌梅入方祛痰者甚多，故张金衡临床经验方"冠心安"以乌梅祛痰化水有效。综合以上数家临床认识，可知乌梅确有活血、软坚、蚀肉、祛痰等功效，发人深省。

黑龙江省山高林密，道地药材丰富，许多医家就地取材，省病疗疾。如穿山龙为龙江道地药材，遍野可采，王明德认为"（穿山龙）温而不燥，祛风可靠，疏经通络，蠲痹最妙"，可重用于产后或老弱患痹痛者以祛风散寒除痹，此外常广丰、卢芳、王维昌亦均善用穿山龙治疗风寒湿痹。又如黑龙江地产狼毒，翟俭用狼毒蒸大枣治疗结核病甚效，认识到狼毒有消积杀虫、除湿止痒的功效；宋国忱亦取狼毒做成疥疮外涂药，疗效良好。值得一提的是，武雅滨系统整理黑龙江北安地区道地药材156种；史献章踏遍黑龙江尚志地区群山，整理道地药材420种，附方4000多首，为黑龙江省道地药材的临床应用积累了宝贵经验。

4.善于吸收少数民族特色诊疗技术

黑龙江省多民族聚居，本地区少数民族医药虽然理论不系统，经验零散，但积累了很多治病捷法。龙江医家多善于吸收少数民族特色诊疗技术。如龙江地区满族治疗前列腺炎的排瘀茶方，由轮叶花、钻心草、苦槐叶、霜叶花组成，运用民间太极指法打开瘀结，将药物导入消融瘀毒，临床应用较多，效果良好。再如，鄂温克族人认为尖叶假龙胆是治疗冠心病的特效药，东北岩高兰对肝病有特效，白山蒿是治疗咳喘的良药，为龙江医家临床所用。又如，白郡符善用回医的涂治疗法、油法、熨敷疗法、熏法、敷法等治疗外科疾病。其中回医涂治疗法是用药油或药膏涂擦、按摩患处，起到滋润皮肤、净血消肿、祛除邪气的作用。例如白郡符家传方——白氏解毒膏，制作工艺颇有回医特色。此膏有活血散瘀、解毒消肿、止痛生肌之功，治疗痈、疽、疮疡、疔毒等疗效十分显著。

5.重视日本汉方医学研究

汉唐以降，中医传入日本，经日本医家继承发展，逐渐形成汉方医学，简称"汉医"，实为中国中医学在日本衍生的一大分支。20世纪三四十年代，东北沦陷，客观导致许多龙江医家熟稔日语，重视日本汉方医学研究。高仲山、宫显卿、韩星楼等大批龙江名医积极兴办中医教育，引领学术交流。他们重经典，参西法，倡"实证"，与日本汉方医学精神契合，当时的中医学术刊物曾登载大量"实证"文章，如《心脏病之亢进与麻痹》《论脑出血》《从病理学与治疗学上检讨汉西医学的原理》《肠窒扶斯》等，可见一斑。

龙江医家对日本汉方医学著作多有涉猎。如王德光早年曾系统学习过汤本求真《皇汉医学》，而且强调学习代田文志《针灸治疗基础学》，认为该书在当时对针灸临床具有重要指导意义，后来亲自将该书翻译成中文。马骥曾深入研读吉益东洞《类聚方》、汤本求真《皇汉医学》、山田正珍《伤寒论集成》、尾台榕堂《类聚方广义》及和田启十郎《医界之铁椎》等，尤喜日本医家清水藤太郎所著《医药拉丁语》一书，认为此书对于自身临证颇有裨益。20世纪60年代，马骥曾与他人合译该书，广为流传。

6.讨论

龙江医派根植于黑龙江独特的历史、人文、地理气候、民俗土壤之中，其学术特色的形成有深刻的寒地和黑土文化烙印。如龙江医家为学、为医多善于师承与现代教育相结合，王选章形气辨证和"五部"辨证理论即是其在传统师承基础上，与现代推拿临床对接而生；段富津所创药力判定公式亦是传统中医经典理论在现代中医药高校方剂学教育中的典型创新运用。又如，黑龙江野生药材丰富，龙江医家就地取材，吸纳本地区少数民族方药经验，都是善用道地药材的体现。总之，研究龙江医派医家学术特色，当紧密结合龙江地域特殊的自然、社会因素，不可臆断，如此方可取得客观、正确的成果。

笔者按：本文发表于《中华中医药杂志》2021年36卷第3期1311–1313页。

四、龙江医家寒地特色诊疗养生思想及临床实践补遗

20世纪30年代以来，龙江医派众多医家师承与现代中医教育相结合，在北疆特殊的历史、地理气候、民俗等条件下，多元汇聚，中西汇通，逐渐形成了具有鲜明寒地和黑土文化特色的临床风格。对此，笔者曾撰写专文进行阐述，随着龙江医派研究不断拓展和深入，相关认识又有新的拓展和延伸，兹作补充论述，就正广大同道。

1.寒地络病论

与脉络学说不同，络病学说主要研究符合络病特点的多种疑难重症的辨治规律。龙江名医论治络病颇具寒地特色，以张福利教授为典型代表。其认为湿热–痰结–血瘀依次迭代是龙江民众高发内伤疑难病如糖尿病、周围血管病、肿瘤的常见病机，湿、痰、瘀为病理因素，"其初在经在气，其久入络入血"，痰瘀互结阻络、伤络是寒地络病后期主要的病机转归。

具体而言，龙江地区寒冷时节漫长，室外活动不便，民众长时间"猫冬"在家，久坐少动，气机怠惰，又好酒重肉，长此以往，湿邪内生，日久酿生湿热，症见体胖身重、倦怠乏力、胸闷不饥、便垢口黏、舌苔白黄而腻、脉濡缓、脉压差小等。治宜芳化、苦燥、淡渗，以促湿热外排。若湿热未能及时祛除，机体湿浊过盛，聚而生痰，则转为痰浊状态，症见舌苔颗粒粗大或舌苔有堆砌感，此为湿聚生痰的典型舌象特点，血糖、血脂、血尿酸水平随之异常升高，治宜清化痰热。若痰浊凝聚日久，气病及血，导致瘀阻络脉，此时患者常见舌质紫暗或舌下络脉迂曲，脉弦涩或结，多发微血管或心脑血管病变，即叶天士所谓"久则瘀热入络"。

寒地络病广泛存在湿热—痰浊—瘀血传变"三部曲"的特点，而且湿热、痰浊、瘀血三者并非随着病程次第取代，而是依次迭代，治疗应予以重点关注。对此，张福利倡导用温胆汤分消走泄以除阳络、气经之湿热、痰热，合以葛根、山楂、三七、丹参、土鳖虫等化浊祛瘀以通阴络。络病发生发展，由浅入深，由气及血；络病向愈，则由深出浅，由血转气，自络还经。张福利治络，创新性耦合叶天士卫气营血系统观，认为营是"卫气阳"与"营血阴"病位层次之交通枢纽，故在上药基础上加玄参、麦冬、生地黄滋营阴、凉营阴、活营阴，以促使"络气还经"；酌加丹参、牡丹皮、金银花、连翘、竹叶清透络中之热；反佐鹿衔草、生姜相反相成，使诸药凉而不遏，气血流通，临床屡愈大症。

2.温清合治

黑龙江寒冷时段漫长，外寒侵袭，易伤人体阳气，加之龙江民众性格豪放不羁，冬季衣着单薄、饮食不避生冷者常见，导致外寒伤阳，阳气虚馁，甚至迁延而成沉寒痼冷，久久不愈。另一方面，龙江民众传统以火炕、火墙等方式抵御寒冬，现代则采用集中供暖，严寒之时，室内也能温暖如春，加之好酒重肉的饮食习惯，易发"寒包火"证，即风寒痹阻，湿（痰）热内伏。因此，龙江民众高发证候谱除外寒伤阳外，外感风寒、内伤湿（痰）热者反而更多。龙江医家长年诊治此类病患，形成了温清合治的临床特色。如王维昌在温清并用治疗妇科病方面研究深入，以其治疗子宫内膜异位症经验名方调经四温汤为例，鉴于龙江民众"寒包火"病症特点，该方除用吴茱萸、小茴香、官桂、炮姜温阳散寒外，还加入僵蚕、防己以消痰利水清热，形成温中有清、辛散降泄兼备、气血水同调之格局。

研究发现，温病学说为龙江医派主要学术渊源之一。龙江医家善于迁移运用温病学透热转气法治疗风湿热久羁，血热瘀滞所致各种内伤病症。明清温病医家常用金银花、连翘、竹叶等以透热转气，但本地区民众外感风寒、内伤湿（痰）热入血者较多，若用金银花、连翘、竹叶则嫌药力纤弱，难达透转之功，故龙江诸医在气血同治基础上，改用羌活、荆芥、防风等辛温升散，透达营血之热外出，高仲山、张琪、吴惟康、白郡符、华廷芳等皆善用此法。以白郡符外科经验名方升角丸为例，该方温清合治，在重用水牛角、生地黄凉血解毒基础上，加入羌活、防风、白附子、白芷辛温走散，诸药虽性温无妨，皆能上至头面，透达腠理，开泄肌肤；升麻使血热外散，用治粉刺、雀斑、面部皮炎属血热炽盛者甚效。

3.时间针法"地方时"论

中医时间针法包括子午流注针法、灵龟八法、飞腾八法等，根据人体气血周流的周期性盛衰规律，选取不同的腧穴和针刺手法。龙江针刺名家于致顺强调，施行时间针法是以医患所处时空为条件，即以医患当时当地的太阳与地球关系确定对应时辰，也即"地方时"。如何确定特定地区的地方时？于致顺指出，一昼夜24小时，即1440分钟，地球24小时自转一周，共360度，故地球自转1度，对应时间为4分钟，由此提出地方时计算公式：当地地方时=北京时间+4分×（当地经度−120）。

目前，我国采用"北京时间"计时，实为东经120度经线的地方时。龙江地区地域辽阔，各县市地方时由于各地经度差别，对应时辰往往不同。以哈尔滨市为例，该市地处东经126度40分，约为126.67度，根据地方时计算公式，若"北京时间"12时40分（即午时），哈尔滨市地方时=12时40分+4分×（126.67−120）=13时6.7分（即未时），午时、未时的对应取穴显然不同。时间针法利用日、地关系推算开穴，若统一采用"北京时间"确定针刺时辰，极易发生错误。于致顺总结黑龙江主要城市经度如下：哈尔滨市为东经126.7度，齐齐哈尔市为东经123.9度，牡丹江市为129.4度，佳木斯市为130.4度，大庆市为125.3度。各地时间针法必须按照地方时计算公式从各地经度出发确定地方时以推算开穴。于致顺"地方时"论发前人之所未发，为时间针法正确施行奠定了基础。

4.寒地养生

龙江苦寒之地本非最佳颐养之所。但龙江医家养生有法，高寿者多，如高式国、张琪、陈景河等皆登百岁之域。众多医家的寒地养生实践经验对于本地区民众养生防病颇有借鉴意义。

（1）调神养生：养身先调神。调神养生即通过各种有效的养生手段，对人的精神情志予以调摄，以求形与神俱，精力充沛。陈景河提倡清静守神，安贫乐道，笑对生活，切忌大喜大悲，心志安和，气机调畅，病无所生。龙江寒冷时段漫长，室外活动偏少，广泛的室内兴趣爱好亦有助于豁达心胸，精神内守，如马骥一生勤修书法，其自成一体，雄浑中见飘逸，刚毅中不失柔和，寒地调神养生在书法美学中得以升华。春夏阳气升发，又应适当运动，精神活泼，顺应"春夏养阳"之旨，如张琪、马骥、王德光皆酷爱京剧以调神养生。京剧是一门综合性艺术，集音乐、武术、文学、美术于一体，研习、欣赏京剧既能舒畅情志、陶冶情操，哼唱又能振奋阳气，促进百脉调和。

（2）饮食养生：龙江医家重视饮食养生，如张琪主张"广杂兼食""兼食则壮，偏食则殆"，丰富的饮食种类既可补充多种营养，不同饮食之偏性亦可相互制约，有助于健康长寿。龙江民众好酒重肉，"高粱之变，足生大丁"，导致糖尿病、痛风以及心脑血管疾病高发，故张琪认为饮食应以清淡为主，但不宜过分茹素寡淡。甘美之物亦有补益之功，不可偏废。如王雪华认为年老之人津枯血燥，倡导定期适量食用肥美之物如红烧肉等以润燥养荣。其年逾八十而能思维敏捷、高谈阔论如中青年人，加之研究表明，红烧肉中单不饱和脂肪酸比例显著升高，可降低心血管病发病率和死亡率，可知此论不虚。崔振儒针对龙江地区冬季火锅、夏季冰镇的饮食习惯，指出要注意饮食的温度，做到"热无灼灼，寒无沧沧"，以防反复刺激消化道导致胃肠功能紊乱甚至癌变。

（3）导引养生：导引养生是按照一定的操演动作运动锻炼为主，兼之吐纳、按摩为特点的一种养生方法。如高式国所创导引养生手杖操颇有实践意义。该操用木质手杖，手杖长可及肩，短可平脐。手杖操共分五式：①垂钓式：单手持杖，臂杖平直前伸，以杖之末端为笔"书空"画圈，画圈愈小愈好，腕摇臂止，行步不停，挺胸收腹，令内气达人体上部。②观星式：持杖向上斜指，臂杖斜直，仍用"书空"画圈之法如前，以意引气，达于举臂一侧之胁肋。③冥杖式：双手握杖斜指向前下方，仍用"书空"画圈之法如前，如盲人杖行，使内气达于肩背。④丐杖式：持杖之手臂下垂，以腕力摇杖向后下方斜伸，"书空"画圈，如乞丐拖曳手杖防犬之状，使内气达于胸臆。⑤提灯式：以手握杖，手臂平伸，手握用力，以杖之下端"书空"画圈，使内气达于腰胯，两手轮换行之。练毕随意挥杖，缓步前行。

（4）药物养生：药物养生即通过适当服用抗衰老药物以养生防病、驻寿延年。陈景河于药物养生致力较多，指出延缓衰老方药虽多，唯以七宝美髯丹、斑龙丸效果称佳。七宝美髯丹为邵应节创制，此方性味和平，利在补肾养血之功，但年老久服亦少有偏颇之害。而斑龙丸方出《古今医统大全》，此方可育阴壮阳，尤重壮阳。《内经》云："阳精所降其人夭。"故用此方，必以阳气精华衰落者为佳。上二方虽皆有效，而以前方较平妥，后方必须对证施药，方少流弊。陈景河认为，年长者阳盛者居多，阴盛者为少，一般抗衰老药大多为补阳之品，虽有滋阴药辅之，亦应慎重为宜，否则即如饱不欲食，强食之则伤肠胃，抗衰老药非饮食之可比，饮食过，尚致病，而服抗衰老药岂可不慎欤！其临床研制抗老益寿精即重在补阴育阳，安和脏腑，驻颜轻身。该方制法如下：先将黄精、何首乌、枸杞子、怀牛膝、巴戟天、山茱萸、生地黄浸泡、煎煮、去滓浓缩，再将胡桃仁、黑芝麻、白茯苓、柿霜、莲子研为极细粉掺入，同时加蜜煎如稀糊状即成，每日取 1 小勺（约 5g），用水溶化服之。陈景河强调，养生保健的方法很多，药物并非唯一法门，应结合自身情况，选择适宜者行之，以达到摄生目的。凡服抗衰老药，身无大病，宜小剂量缓缓用之，使阴生阳长，生机日旺，如春前茅草，不见其长，日有所增，万勿求功心切，欲速不达。

5.讨论

黑龙江特殊的地理气候、民俗等因素酿生了龙江民众高发疾病谱如心脑血管病、周围血管病、肿瘤等；高发证候谱如外感风寒、内伤湿（痰）热和络脉绌急、络脉瘀滞等；亦多复合病症。龙江医家寒地临证并非简单率用刚燥，而是针对龙江民众高发病、证谱，逐渐形成了寒地治络和温清合治的学术特色。龙江医家为学、为医善于在师承基础上守正创新，如时间针法"地方时"论以及饮食养生、导引养生、药物养生等皆属此类。总之，研究龙江医家学术特色，应深入研究龙江地域特殊的自然、社会发展、演化的历史阶段、形态和规律，如此方有可能揭示龙江中医学术形成的真实过程。

五、龙江名医临床方证研究关键点方法学思考

1."以法类方"进行方剂分类

方剂分类方法是方证研究中的关键点。古今医家方剂分类方法大体有以方剂功用分类（如张景岳《景岳全书》）、以主治病证分类（如王肯堂《类方准绳》）、以主方方证分类（如胡希恕《经方传真》）、以剂型分类（如许宏《金镜内台方议》）、以方剂源流分类（如施沛《祖剂》）、以治法分类（如陈潮祖《中医方剂与治法》）等。龙江医派名老中医常用临床方证体系中的方剂结构比较灵活，许多方剂难以归纳到一个主方之下，故无法采用以主方方证分类的方法；龙江医派名老中医常用临床方剂所本古方多样，方剂功用和主治病证繁多，应用剂型各有不同，亦无法采用以方剂功用分类、以主治病证分类、以剂型分类或以方剂源流分类的方法。观仲景《伤寒杂病论》载方200余首，一方体现一法，足为后世法程；《温病条辨》多数方剂方后均注明"某某法"，如清营汤为"咸寒苦甘法"、宣痹汤为"苦辛通法"等；《时病论》论四时时病所载用方更是直接以治法命名。受此启发，结合龙江医派名老中医临床方证所涉方剂纷繁多样的现实情况，本研究采用"以法类方"进行方剂分类，以治法为纲，将大法相同的方剂作为类方归纳为目，有利于研究方剂共性，同时相同大法之下，通过类方之间对比，又能保存方剂个性，指导临床精确辨识方证。

2.从性味组合法入手阐述方剂治疗大法

本研究采用"以法类方"的方剂分类方法，即涉及如何分析方证、阐述方剂大法的问题。观温病名家叶天士治病胸无成见，最为"推重（药物）气味"，其后吴鞠通深研叶天士学说、医案，归纳叶氏临床经验方证，著成《温病条辨》，其用方剂中的主药性味阐述方剂所蕴含大法的方法，对揭示具体方剂功用主治特点具有重要意义，可使学者一望便知方剂组方思路和作用方向，便于指导临床应用。龙江医家多谙熟明清温病学著作，所用临床方

证与温病学学术渊源颇深，立法、组方用药多有温病家学术气象，如叶天士临床实践多用辛味药散、开、逐、通，龙江医家临床经验方连败丸、透邪散结汤、加味麻杏薏甘汤所用辛凉清解、辛温散风除湿、辛温散邪通痹皆属此类。方证数据统计分析亦显示，温病学为龙江医派名老中医主要的方证学术渊源之一。名医郑侨、王德光、吴惟康所拟许多临床经验方更是以性味组合语言直接明确为某某法。故从性味组合法角度阐述方剂大法，相对容易把握医家本意，避免研究者主观曲解。

3.方剂结构分析方法

目前中医药高校通行的《方剂学》教材多采用君臣佐使理论阐释方义，分析方证。毋庸置疑，君臣佐使理论深刻揭示了方剂组成药物之间的关系，以之分析古今有效成方相当科学，但是具体应用时亦有其局限性。如君臣佐使概念中，臣药和与佐药中的佐助药之间界定模糊，难以操作。又如某些单方、小方组成仅一两味药，难以用君臣佐使理论分析；而某些方剂组成药物性味功用相似，如五味消毒饮等，以君臣佐使理论强分药物孰君孰臣难免牵强附会。再如龙江医家临床方中复合式方剂较多，或仿某古方之法而大加变通，或取数个古方要药加减而成，或集多种治法于一方，导致方中含有多个药组，各药组各自发挥不同功用，互相配合，缺一不可，使君臣佐使理论更难操作。

近年来，有学者吸取君臣佐使理论合理内核，提出方剂结构分析法。按照方剂结构分析法，方剂结构可分为一元式和多元式，一元式又分为单行式和相须式，多元式又分为主辅式和复合式。本研究从上述思路出发进行方剂预分析，发现可以较好地解决方剂分析中的许多实际问题，比如若医家经验方根据多个古方变化而成，则可把所本古方看作多个构成单元，按照"主辅""复合"的理念分析各结构单元的关系，可以使方剂组成思路十分清晰，同时不会造成若以君臣佐使理论分析带来诸如何种药物为君、何种药物为臣的争议。而且采用方剂结构分析法阐释具体方剂内部结构，可以方便地剖析某方所本古方、方中所含子方、药组，挖掘出所本古方方证的变通应用以及子方证、药组证或重点药物的药证特点。通过对古方方证的变通、子方与子方证相应、药组与药组证相应、单味药与药证相应的阐述，即可完成对龙江医派名老中医常用临床方证的阐述，在此基础上易于核定方剂辨方证要点，从而指导临床应用。

笔者按：本文为论文部分节选，原论文发表于《中华中医药杂志》2018年33卷第1期178–181页。

六、龙江医家方证学术特色形成原因浅析

龙江医派以黑龙江得名，历史、文化、地理气候等诸多因素有其特殊性，该派众多医家秉承中医经典，师承与现代中医教育结合，形成了鲜明的临床方证学术特色。发生学方法是反映和揭示自然界、人类社会和人类思维形式发展、演化的历史阶段、形态和规律的方法。龙江医家方证学术特色的形成不可避免要打上本地区政治、军事、教育、文化、经济以及城市发展等方面的烙印。笔者引入历史发生学方法，意图反映和揭示龙江中医方证学术特色发展、演化的历史阶段、形态和规律。

黑龙江古代为扶余国、渤海国、金国属地，虽几度兴盛繁荣，但是随着几次人口自北而南的集体性迁徙，致长期发展的区域社会经济文化总是顿遭中断，后起民族不得不从落后甚至原始状态重新起步。可知黑龙江虽历史源远流长，但区域社会经济文化连续不断发展至今的时间跨度不过二三百年。故笔者将历史发生学研究重点放在黑龙江近二三百年的历史阶段。

1.新式教育制度影响下的中医学社

晚清政府对外战争屡次失败，洋务派乘势兴办洋务学堂，培养专门技术人才，传统教育制度由此开始变革。1901年，清政府被迫实行"新政"，新式学堂制度诞生，各省省城以及府、州县分别设立大、中、小学堂。黑龙江地区受此风影响，民间中医私人办学开始涌现。清代同治、光绪年间，黑龙江巴彦张万彩兴办医社，专以龚廷贤之书《寿世保元》和《万病回春》为课本进行教学，医风精于调养，善用道地药材，此风起源巴彦，延及木兰、通河、富锦、佳木斯一带。王明五、王景戎叔侄于1917年创办呼兰中医学社。该社讲学授徒专重《医宗金鉴》，并辅之以《温病条辨》等明清医书，培养门人数百，分布于哈尔滨、绥化、阿城、呼兰一带，临证擅长时方，用药精炼，治热性病经验丰富。中医学社的出现，大大促进了明清医籍在龙江地区的广泛流传，故龙江医家方证学术亦十分重视明清医家著作，尤其大批医家熟背《医宗金鉴》，临床善用书中之方，更是典型龙江地方方证特色。

2.中东铁路带来医学"西学东渐"

以中东铁路为媒介，外国侨民开始涌入，带来了西方的物质和精神文明；铁路沿线涌现出一些新的城市，如哈尔滨、齐齐哈尔、牡丹江、绥芬河等，在黑龙江形成新的城市分布格局，吸引了大批外国资本、民族资本和官僚资本，将黑龙江各地封闭独立的状态彻底打破，民众的思维方式、观念开始发生变化，受此影响，龙江中医衷中参西者日渐增多。此时期阎德润留学日本，后出任哈尔滨医科大学校长，精熟西医，又研究中医名著，认为《伤寒论》是"最有价值的著作"，以西医病理解释六经主证，以西药药理解释仲景经方之义，临床喜用经方，且常中西药混用，有张锡纯之风。阎氏思想在当时龙江地区乃至全国颇为著名，为龙江方证学术衷中参西践行者之典型代表。此后高仲山自上海学成来哈尔滨，秉承沪上先进医学教育理念，大力倡导中华大医学观，明确提出"重经典，秉师传，据家学，参西法，多实践"，所创办学会、学术刊物成为龙江中医衷中参西、法古创新的重要交流平台，对后来龙江医家方证实践影响深远。

3.流人与龙江医家"儒医"方证风格的发端

清初大兴文字狱，内地获罪者流放黑龙江宁古塔（今海林市长汀镇、宁安市）、卜奎城（今齐齐哈尔市）等地甚多，称"流人"。流人中深谙儒学、儒医兼通者较多，如方拱乾、陈志纪、周长卿等均为著名流人医家。他们多于流放地行医疗病，传播中原先进的中医药知识。其中流人吕景儒为内地儒医吕留良后裔，悬壶齐齐哈尔，嘉庆年间本地大疫流行，自制药剂活人甚多，后授徒成派，即龙江中医药学传统六系之龙沙系。该派标榜儒医，注重气节，强调首学四书五经，其后再学医籍《内经》《伤寒论》，研习儒学、医学皆有崇尚经典之风，辨证细致，喜用经方。此派早期活动于清廷黑龙江将军衙门驻地齐齐哈尔，其医风对整个龙江地区的辐射影响可想而知。龙江医家方证学术重视经方之风由此发端，清末民国之时龙江各地药店坐堂医所挂牌匾均为"儒医"字样，即此风余绪。

4.哈尔滨的人才聚集效应和汉医学讲习会的方证学术交流平台作用

随着中东铁路支线的修建，哈尔滨成为水陆交通要冲，新兴的铁路运输、对外贸易使哈尔滨逐渐发展为国际性商埠，国内外大量人口随之涌入，其中不少人为企业家、银行家、作家、音乐家以及宗教人士。龙江医家开始向哈尔滨集中，使哈尔滨成为黑龙江新的医学中心。不少内地医家如马骥、张琪、钟育衡、张志刚、赵正元、王星三、刘凤仪、孙贵美等也于此时来到哈尔滨发展，众多医家聚集使方证学术交流成为可能。日本占领东北后，允许中医一定程度的发展。高仲山等趁势以滨江省汉医学研究会为依托创办哈尔滨汉医学讲习会，同时各县旗设立分会，授课教师均为当时中西医名流。黑龙江中医传统六系门人子弟汇聚于此，开始接受现代中医教育成长起来，众多医家以汉医学讲习会为平台相互交流，使得诸医方证治学打破"各承家技"的陋习，虽有六系治学印记，又能兼收并蓄，龙江中医面貌焕然一新。哈尔滨汉医学讲习会前后共开办两期，培养高水平中医 500 余人，他们经过当局考试，取得了开业行医的资格证书，成为东北中医界的中坚力量，黑龙江省中医名宿马骥、张琪、张金衡、钟育衡、陈景河等均为首期学员，诸家方证治学皆是兼收并蓄，影响很大。

5.黑龙江地区文明演进的断续性以及其他因素的客观影响

历史上黑龙江经历数次人口自北而南的集体性迁徙，导致曾经长期发展的区域社会经济文化总是顿遭中断，回落至落后甚至蛮荒状态，清军入关时，大批黑龙江族众从军征战，自金代以来逐步发展起来的区域文明再次败落。文明演进的断续性使得本地区生产力长期落后于内地。清代自康熙至咸丰时期，历代统治者奉行封禁东北政策，而且清代黑龙江地区长期实行军府制设治，重视边地卫戍、武功升迁，不注重地方管理、社会发展，导致黑龙江开发迟滞，经济、文化皆不发达，民众多以游牧、打猎为生以与大自然抗衡，故性格尚武，粗犷豪放，后来"泛海闯关"到达本地区的流民也多是强悍开拓之辈，养生防病意识薄弱，加之"边塞苦寒之地"的恶劣气候导致龙江民众外感热病、风寒湿痹十分常见；冬季漫长寒冷，缺少新鲜蔬菜的现实窘迫，又使龙江民俗逐渐形成好酒重肉、喜食腌制酸菜、吸烟及家中多烧火炕以取暖的习惯，此风延续至今，又造成内热病症多发，心脑血管以及代谢性疾病常见，本地区民众疾病多见外感、内伤相互胶结，病机寒热虚实错杂的临床现实使龙江医家方证学术关注温病理法，重视寒温统一，同时注重气、血、津液研究，复法并进以应对临床所需。

笔者按：本文为论文部分节选，原论文发表于《中医杂志》2016 年 57 卷第 4 期 353–355 页。

主要参考文献

［1］姜德友，高雪. 龙江医派丛书·龙江医派创始人高仲山学术经验集(修订版)[M]. 北京：科学出版社，2019.

［2］于福年，马龙侔. 龙江医派丛书·御医传人马骥学术经验集[M]. 北京：科学出版社，2018.

［3］韩延华，韩亚光. 国医楷模韩百灵学术经验集[M]. 北京：中国医药科技出版社，2020.

［4］张佩青，曹洪欣. 龙江医派丛书·国医大师张琪学术经验集[M]. 北京：科学出版社，2021.

［5］李敬孝，华世文. 龙江医派丛书·华廷芳学术经验集[M]. 北京：科学出版社，2012.

［6］王克勤. 龙江医派丛书·王德光学术经验集[M]. 北京：科学出版社，2014.

［7］王宏志，邓洁初. 龙江医派丛书·邓福树骨伤科学术经验集[M]. 北京：科学出版社，2014.

［8］王远红. 龙江医派丛书·白郡符中医皮肤病学术经验集[M]. 北京：科学出版社，2020.

［9］孙奇，卢天蛟. 龙江医派丛书·国医大师卢芳学术经验集[M]. 北京：科学出版社，2020.

［10］陈素云，陈素玉，陈知行. 中国百年百名中医临床家丛书·陈景河[M]. 第2版. 北京：中国中医药出版社，2014.

［11］董建华. 中国现代名中医医案精华[M]. 北京：北京出版社，1990.

［12］徐阳孙，赵鹏. 北疆名医[M]. 哈尔滨：黑龙江人民出版社，1987.

［13］李国清，徐阳孙. 龙江医话医论集[M]. 哈尔滨：黑龙江人民出版社，1987.

［14］程宝书. 诊余漫笔话妙方[M]. 北京：人民卫生出版社，2011.

［15］李振吉, 贺兴东, 王思成, 等. 名老中医临床经验、学术思想传承研究的战略思考[J]. 世界中医药, 2012, 7(1): 1-4.

［16］朱邦贤. "方证相对"是中医辨证论治法则之魂[J]. 上海中医药杂志, 2006, 40(8): 52-54.

［17］邢斌. 方剂结构新论[J]. 上海中医药大学学报, 2005, 19(1): 24-26.